L'EAU D'ALLEVARD

ET LES

STATIONS D'HIVER

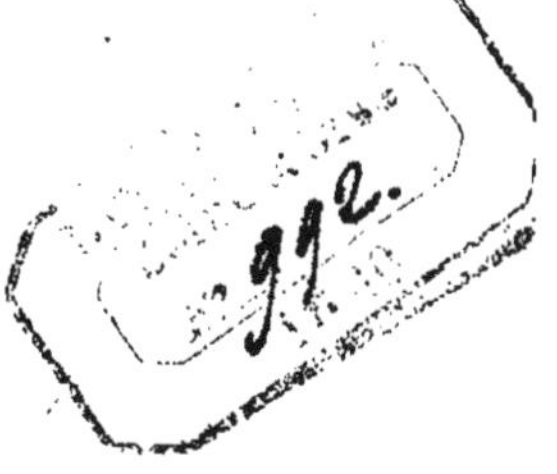

L'EAU D'ALLEVARD

ET LES

STATIONS D'HIVER

AU POINT DE VUE

DES MALADIES DES POUMONS

PAR

LE DOCTEUR J. LAURE, D'HYÈRES

MÉDECIN EN CHEF DE LA MARINE, EN RETRAITE, OFFICIER DE LA LÉGION D'HONNEUR,
MÉDECIN CONSULTANT AUX EAUX D'ALLEVARD.

2e édition.

La perfection des moyens est le moyen
de perfection.

PARIS
VICTOR MASSON ET FILS
PLACE DE L'ÉCOLE DE MÉDECINE.

M DCCC LX

INTRODUCTION

Deux malades échangeaient leurs impressions dans mon cabinet; l'une, au milieu d'un traitement des plus heureux, allait être dirigée sur une autre station; aux yeux de son médecin l'eau d'Allevard avait trop d'énergie. Celui de la seconde avait émis une opinion contraire, en assurant qu'elle était anodine : chacun d'eux peut avoir raison, mais pour des cas qu'il serait bon de préciser.

Tel est le jugement porté sur les eaux et les climats; ils ont pris dans la thérapeutique une si grande part, que les maîtres eux-mêmes hésitent dans leur choix, en sorte qu'ils apprécient volontiers le mérite des eaux par la valeur de ceux qui les dirigent; c'est souvent une question de camaraderie.

Il faut donc que la pratique éclairée par l'observation, établisse non-seulement la nature des eaux, mais encore, et surtout, les applications qui leur sont propres, les circonstances du climat et les moyens dont on peut disposer. Ce programme est bien loin d'être rempli, et celui qui ferait cesser la confusion rendrait un éminent service. Avons-nous quelque donnée certaine ? Interrogé sur le genre des maladies que réclame Luchon, un confrère des Pyrénées, qui est à la hauteur de sa réputation, éliminait les pulmonies chroniques. Il y a dans sa restriction un bon enseignement et un exemple à suivre. Jusqu'à quel point devrait aller cette réserve à l'égard des localités que la hauteur semble d'abord interdire au phthisique? On demande pourquoi l'eau Bonne par exemple, qui depuis si longtemps fait ses preuves, a paru quelquefois un remède incertain, et pourquoi des malades en souffrent si visiblement qu'on les éloigne. Il ne faut pas 1° en accuser la source comme on le fait, mais plutôt la disposition des organes digestifs, et le degré de l'affection ; le climat, l'élévation et les brouillards ; 2° on ne craint pas d'administrer l'eau Bonne pendant l'hiver, tandis que la chaleur est nécessaire au traitement ; c'est pour cela qu'elle occasionne plus souvent que sur les lieux la toux et l'hémoptysie ; 3° la médication des Pyrénées est facile à prescrire, elle est toujours acceptée à cause du voyage ; on en fait un remède banal et bien souvent la convenance est le motif déterminant.

On a peine à comprendre, que les malades envoyés

aux Pyrénées pour y suivre un traitement bien motivé, aillent subir inutilement l'influence opposée du climat nuageux, humide et relâchant de Pau : *damp cloudy and relaxant* (CLARCK). Dans ce contraste on est forcé de voir au moins un préjugé. Je livre ces réflexions aux médecins qui cherchent à conseiller aux faibles les excitants, aux irritables les sédatifs.

On concilierait tout, en demandant à chaque source, les effets qu'elle produit plus sûrement qu'une autre, en mesurant les eaux, le climat, la hauteur, à la constitution et au degré du mal. Les thermes de Baréges, les plus puissants des Pyrénées, ne sauraient convenir aux poitrines délicates; envoyez-y les affections rebelles de la peau, la carie, l'arthrite, les cachexies que le froid n'aggrave pas et qui peuvent s'accommoder du traitement thermal. A Bonnes, à Cauterets, la bronchite, la bronchorrhée, les sujets lymphatiques ou strumeux, alors que la fonction de l'hématose n'est pas en jeu. Aux stations moins élevées, réservons les maladies qui ne supportent plus la raréfaction de l'air ni l'ascension.

J'apporte mon tribut, dans ces courtes études qui serviront peut-être à l'histoire médicale d'Allevard. Ce qui peut distinguer son eau, c'est qu'elle est froide, carbonique, et richement minéralisée par l'acide sulfhydrique libre; qu'elle est probablement, parmi les sulfurées, la plus propre aux inhalations froides; qu'elle réunit les conditions du climat, de l'air, de la pression que l'on doit opposer aux maladies chroniques, particulièrement à celles du poumon; enfin que la médication y est mieux et plus longtemps supportée que dans les thermes élevés. On a dit avec raison qu'il fallait demander les gaz aux sources froides et les vapeurs aux eaux thermales.

ALLEVARD

CHAPITRE PREMIER

GÉNÉRALITÉS

Eau d'Allevard. Historique. Propriétés. — Dans un site enrichi des splendeurs de la nature alpestre, Allevard est caché au fond de la vallée qui rencontre le Graisivaudan vers la hauteur de Goncelin. Il est à 450 mètres seulement, au-dessus de la mer (1), à 10 kilomètres de la Savoie, à 10 lieues de Grenoble, à la proximité des centres populeux, Paris, Orléans, Dijon, Strasbourg, Lyon, Saint-Étienne, Avignon, Marseille, Toulon, Genève et la vallée du Rhône, auxquels manquait une source identique à celle des Eaux-Bonnes.

Le pays d'Allevard est célébré par les récits des voyageurs et des naturalistes ; mais c'est tout ce que les médecins en savaient il y a peu d'années, car l'analyse de son eau se faisait en 1837 pour la première fois, et l'outillage consistait en un seul bain de bois, établi dans le vieux bâtiment qui abrite le puits.

Jusqu'à l'année 1791, on ne voyait encore que des suintements sur les rives du Bréda ; à cette époque, un tremblement de terre y fit jaillir des infiltrations qui provoquèrent des recherches, et plus tard la découverte de la source. Elle fut immédiatement connue et visitée par les gens du canton qui l'employaient sous le nom des Eaux-Noires. On

(1) Saint-Étienne est à 550 mètres, Grenoble à 213, Lyon est à 262.

appelait ainsi le dépôt sulfureux que les infiltrations laissaient dans le torrent : la tradition a conservé le souvenir des cures obtenues par ces moyens grossiers.

Allevard, fréquenté d'abord par les rhumatisants et les blessés, devint bientôt le pis aller de Bonnes ; avant que la médecine eût prononcé, les malades s'y rendaient quand la fatigue et l'oppression ne leur permettaient plus un voyage incertain. Les affections de la poitrine s'y montraient en petit nombre et toujours dans un état grave. Il est aisé de voir que rien n'est disposé pour attirer ; Allevard est un antique et pauvre bourg qui ne fait point valoir ses titres de noblesse ; il ne doit rien au patronage, à l'éclat des noms, à la mise en train ; le matériel n'a rien de luxueux, et si la foule augmente chaque année, c'est qu'elle va chercher dans la Suisse française une eau des Pyrénées, et peut-être la mieux dotée parmi celles que la science a consacrées aux maladies chroniques des poumons.

La vallée du Graisivaudan peut être comparée aux sites les plus vantés de la Suisse ou de l'Italie, et si le voisinage était pour les Français, un titre, un élément de curiosité, nous pourrions ajouter qu'elle est toute française et le prix de glorieux combats ; mais la locomotive éloigne tous les jours le but des excursions ; le défaut d'Enghien n'est-il pas uniquement le voisinage de Paris ? Les nouvelles voies de communication mettent les eaux « à la portée d'un plus « grand nombre, mais aussi la classe riche, qui n'avait pas « attendu les chemins de fer pour fréquenter les eaux, n'en « use que pour aller chercher au loin ce qu'elle avait plus « près » (Dr GUILLAND). Allevard est la campagne avec un pied dans l'Italie, et la douceur du ciel que l'on promet partout, voire même dans les sites escarpés couronnés de brouillards, est ici une vérité. En sortant du village au hasard, on a toujours en perspective un paysage ravissant, un horizon de sommets verts, des promenades variées où l'art ne sait rien ajouter, et si nombreuses, qu'une saison ne laisse pas le temps de les parcourir toutes. Aussi, sans la réclame et sans le prospectus, Allevard a conquis sa place au premier rang, et sa réputation ne peut avoir de bornes; elle est faite par le malade, en dehors des éléments qui préparent le succès.

La plupart des applications et des méthodes usitées dans les thermes sulfureux, sont adoptées dans l'établissement qui par malheur est au-dessous des constructions modernes. Le directeur a pris à Aix les manœuvres perfectionnées de la douche et du massage ; il emprunte à la Suisse et les bains et la cure du petit-lait; au Mont-Dore, les salles d'inhalation; aux Pyrénées , l'emploi judicieux des pédiluves répétés; aux Allemands , la boue minérale, et l'exercice après la boisson. Comme à Bagnères-de-Bigorre nous avons adopté l'injection combinée avec l'étuve et le bain. Dans un établissement particulier sont préparés les bains aromatiques dont l'importance est démontrée par des essais nombreux ; mais ce qui appartient à Allevard, ce qui lui assure un succès de premier ordre, c'est l'inhalation froide, que nulle eau ne permet de rendre aussi complète. Ce bienfait, qui marque si heureusement l'inspection du docteur Nièpce, a pour nous le mérite sans égal d'un agent naturel introduit dans l'organe affecté. Qu'on élève un palais thermal au lieu des bâtiments qui ne répondent plus au besoin du confort, aux progrès de l'hydrologie, et bientôt Allevard sera le rendez-vous des malades qui veulent guérir, et du monde élégant, qui recherche en été, le repos, l'air pur, les distractions.

Depuis que ces lignes sont écrites, un orchestre mobile est engagé pour jouer tous les jours dans les jardins ; deux beaux hôtels sont ouverts aux baigneurs, les cabinets de bains sont plus nombreux, une seconde salle d'aspiration est devenue insuffisante; on a construit sept cabinets de douches plus grands que les anciens, et précédés comme eux d'un vestiaire. Les appareils à injection et les étuves sont augmentés et mis à neuf, une buvette disposée au-dessus de la source offre aux buveurs l'eau naturelle avec ses gaz, etc. On ne s'arrête pas dans la voie du progrès, on peut tout faire pour exploiter une richesse minérale aussi bien située pour les centres populeux. Après avoir énuméré les ressources d'Allevard, mentionnons les projets et les desiderata : ce qui presse le plus, c'est un captage de la source qui permettrait de donner avec les conditions voulues les douches et les bains. Ce qui manque et ce qui est un indice de progrès, C'est toujours le logement; il en faut pour toutes les classes c'est un lieu de réunion central, un salon de lecture, un gymnase médical pour les enfants; c'est, dans les douches, l'abondance et la hauteur du jet, avec un personnel suffisant pour le service. Dans les bains, le libre usage du robinet, ou pour le moins un robinet d'eau chaude ; la possibilité d'administrer la douche dans le bain ; des bains à domicile ainsi qu'on les donne à Aix, et des chaises à porteur en dehors de l'établissement. Pour l'inhalation froide, des salles assez vastes pour contenir aisément les baigneurs, et des siéges disposés pour le bien-être et le repos. Un beau jet retombant sur un large bassin pour assurer au réservoir inférieur, un grand volume d'eau ; des appareils pulvérisateurs, une buvette à l'entrée de la salle, une piscine alimentée par l'excédant des bains et de l'inhalation. Un chalet pour abriter les malades qui vont boire au-dessus du puits, et mieux encore un canal amenant un filet de la source à l'établissement. Après avoir examiné le bain à hydrofère, qui est l'extension des appareils Sales-Girons, je crois qu'il serait utile à tous les thermes, surtout à ceux dont la source est peu abondante. Il est établi dans plusieurs hôpitaux de Paris, à Enghien, à Bigorre, à Marlioz, à Hombourg, etc. Par cette nouvelle explication, qui réalise les bains en douche ou en pluie, le corps est enveloppé à la température voulue d'une eau pulvérisée, je dirais presque vaporisée par un simple courant d'air. Elle a de plus l'avantage d'user une minime quantité de liquide (10 litres) pour un bain d'une heure, par conséquent de décupler deux ou trois fois les moyens des sources exiguës, d'employer l'eau d'une façon active et continue, de renouveler sans cesse le courant, de supprimer enfin la pression et la gêne qui font interdire les bains à une classe de malades. On demande un hôpital, une maison de santé, des sœurs de Charité ; la gratuité des eaux pour tous les indigents et des facilités pour une classe moins pauvre en apparence, et non moins nécessiteuse, qui n'a pas les moyens de compléter le traitement. Quand on voit tant de personnes soulagées, on désire que le département vote une subvention pour faire participer les pauvres à ces bienfaits. A Aix, en 1856 l'exemption des droits fut concédée à tout venant « qui justifierait par un « certificat de la commune et du percepteur l'insuffisance « de sa fortune. »

L'eau d'Allevard jaillissant du calcaire noir qui forme au loin la couche superficielle du terrain, est reçue dans un puits sur la rive gauche du Bréda. Une pompe à quatre corps, mise en jeu par le torrent, la fait monter au réservoir creusé dans la montagne; de ce point elle va se débiter aux robinets du corridor, à la chaudière qui la chauffe au bain-marie, à celle qui fournit la vapeur aux différents services. La température communiquée par l'appareil « ne dépasse « jamais 75°, on ne peut donc craindre aucune altération; « mais si la déperdition de l'acide sulfhydrique était possi- « ble, elle serait inaperçue; l'eau d'Allevard en est telle- « ment saturée, qu'en mainte circonstance on modère son « activité par le mélange de l'eau douce. » (Dr Rigollot).

Quand le niveau du puits est assez bas, on voit tomber le jet de la paroi qui touche la montagne. Il traverse des terrains qui ne contiennent pas d'élément sulfureux, par conséquent il vient des couches profondes; c'est l'opinion de M. François. On voit encore à marée basse, plusieurs infiltrations qu'il serait facile de rechercher, de réunir sans nul danger pour la veine principale. Il existe une source identique à la Ferrière qui est bien au-dessus d'Allevard, et quelques autres dans les environs ; elles font partie d'une seule et même nappe; en conséquence, des sondages, des travaux bien dirigés, comme le sont toujours ceux de M. François, amèneraient à la surface une plus grande quantité d'eau. Quand le captage sera complet, le réservoir, si mal placé dans la montagne, devra se faire autour du puits; la pompe conduirait l'eau tout aussi bien dans l'établissement, dans la chaudière et dans la buvette. Ce travail est désormais indispensable à la prospérité croissante d'Allevard, et tout délai serait funeste.

Quand on la reçoit à la pompe, l'eau d'Allevard est d'un blanc laiteux qu'elle doit au petillement de l'acide carbonique, et qu'elle perd au réservoir. Opaline et limpide au repos, elle se trouble à l'air en proportion de la surface et de l'agitation ; elle reprend sa clarté en laissant un dépôt de sulfure et de carbonate. Elle est à peu près incolore après l'ébullition; elle jaunit, mais pas toujours, quand l'état sidéral favorise les réactions.

Vue en masse, elle paraît un peu verdâtre; elle subit, comme la Reine de Luchon, le phénomène du blanchiment, que produit la décomposition de l'hydrogène sulfuré. Ces dégradations s'opèrent plusieurs fois sans préjudice. Malgré les grandes proportions des acides qu'elle contient, sa réaction est alcaline. Elle a plus d'odeur et moins de goût que l'eau d'Enghien dont la sulfuration est à peu près égale. Elle est fraîche, hépatique, un peu astringente et salée ; on s'y habitue si aisément qu'on la prendrait aux repas sans dégoût. En gargarismes et en douche au gosier, elle produit la sensation d'un bouillon fade ; à la longue elle détermine une irritation qui peut aller jusques à la douleur et à la fluxion.

La température moyenne de l'eau, toujours supérieure à celle du Bréda, est en été de 16°; on la chauffe à 99° sans la décomposer, on ne peut la priver d'hydrogène sulfuré qu'après deux heures d'ébullition; alors seulement l'iode y bleuit l'amidon, et l'acétate de plomb lui soutire un précipité blanc.

Le débit de la source est de 1,500 à 2,000 hectolitres par jour, et de 6,000 suivant les calculs du docteur Nièpce. Il faut à cet égard se contenter d'une approximation; mais il paraît qu'elle peut alimenter une consommation plus grande, et qu'au fort de la saison, le niveau du puits se maintient à 2 mètres. Le docteur Rotureau va bien plus loin, car il indique 18 litres par seconde, et le double quand on veut presser le mouvement : avec cette dépense on épuise la source en peu de temps.

L'eau d'Allevard est froide, par conséquent, elle voyage sans être altérée comme le sont les eaux thermales, qui, nécessairement changent d'état, quand elles ont perdu leur chaleur initiale. On peut donc la boire sur les lieux, loin du griffon, et très-longtemps après qu'elle est puisée. Cette fixité lui donne un avantage incontestable et peut-être unique. Ce qui constitue l'eau sulfurée, dit le docteur Rigollot, c'est le « soufre à l'état de sulfure, de sulfhydrate, ou d'a-« cide sulfhydrique; il n'est pas un autre composé qui « puisse lui communiquer une odeur hépatique. » Or, la nature d'une source étant déterminée par celle du terrain d'où elle émane ou bien qu'elle parcourt, la chaleur du foyer commun n'ajoute ni n'ôte rien à la sulfuration, mais elle rend le composé moins stable et ne peut en être séparée sans décomposition; elle ne représente assez souvent qu'une économie de combustible, et notons que, si l'eau sulfurée non thermale est éminemment propre à combattre les affections de la muqueuse pulmonaire, les plus chaudes qui reçoivent d'autres applications, doivent leur énergie beaucoup plus à leur thermalité qu'au principe sulfureux.

L'argent noircit subitement au contact de l'eau d'Allevard; le cuivre devient noir bleuâtre, le mercure se couvre d'un sulfure pulvérulent. Les sels de plomb lui font perdre le goût et l'odeur hépatique en formant un sulfure brun. Les tuyaux de ce métal noircissent promptement, tandis que ceux de zinc ne prennent qu'à la longue une couche blanchâtre.

L'eau précipite en noir par l'azotate de mercure; en jaune et puis en blanc grisâtre avec le bichlorure; en jaune orangé avec le tartre émétique ; en brun avec les chlorures d'or.

L'acide sulfurique entraîne un dépôt blanc opalin et détruit l'odeur sulfurée ; le chlore, le brôme, le cyanure de potassium, donnent une teinte laiteuse, allant au jaune à mesure que l'acide est décomposé.

La source est minéralisée par l'acide sulfhydrique libre et pur ; aussi l'acide arsénieux y forme un précipité jaune doré, tandis qu'il ne colore pas les eaux sulfhydratées.

La présence de l'acide carbonique est marquée par l'eau de chaux, et celle des carbonates par l'effervescence que produisent les acides nitrique et sulfurique. Ainsi que le docteur Rigollot, nous pensons que l'acide carbonique n'est pas étranger à la tolérance de l'eau sulfureuse, et l'azote, qui joue probablement le rôle de diviseur comme dans l'atmosphère, explique l'innocuité de l'acide sulfhydrique dont la plus faible proportion rend l'air impropre à l'hématose.

Rien ne montre la soude à l'état de carbonate, mais les sulfates sodique et calcique sont accusés par le chlorure de baryum, qui forme un précipité soluble dans l'acide azotique. L'oxalate d'ammoniaque en forme un très-abondant après lequel l'ammoniaque entraîne de légers flocons, ainsi que dans les eaux chargées de magnésie.

Les grumeaux de l'eau savonneuse suffisent pour caractériser les sels de chaux solubles.

Le résidu de l'évaporation colore en jaune la flamme du chalumeau, et laisse voir au microscope du chlorure de sodium et de petits cristaux de sulfate de soude en feuilles de fougère.

Les procédés chimiques n'isolent point le fer qui, suivant

Dupasquier, serait un carbonate, mais on voit au microscope, des flocons de peroxyde recouverts de glairine, et la boue minérale est colorée par un sulfure que l'oxydation fait passer au sulfate.

La glairine d'Allevard n'est pas coagulée comme dans les eaux chaudes, comme à Luchon, et ne forme jamais ces masses foliacées que nous voyons dans les regards de Cauterets; elle est peu abondante ou reste en dissolution comme dans les eaux froides. On rencontre çà et là des filaments soyeux recouverts d'une couche blanchâtre et gélatiniforme; il y a de plus sur les bords du torrent qui reçoit le trop plein de la source, une matière confervoïde signalée par Dupasquier.

Ainsi que dans les eaux fortement minéralisées, l'acide sulfurique est produit par la décomposition de l'hydrogène sulfuré ; c'est pourquoi dans la galerie la pierre calcaire est incrustée de sulfate en cristaux, et sur les toiles d'araignée l'acide sulfureux le dépose en gouttelettes que M. Bonjean put concentrer à la densité voulue pour le commerce.

La teinture d'iode (alcool 1 décilitre, iode sec 1 gramme), en tombant goutte à goutte sur l'eau sulfureuse amidonnée, forme un nuage bleu que dissipe l'agitation. L'iode a précipité le soufre en s'emparant de l'hydrogène. Aussitôt que la saturation devient complète, l'iode en excès bleuit l'amidon et la couleur persiste. Dans 1 litre d'eau prise à la source, l'opération exige 28 centigrammes d'iode, soit 28° du sulfhydromètre, ce qui donne 24,75 centilitres cubes d'acide sulfhydrique, ou en soufre 0,036.

1 litre d'eau mise en bouteille pour l'exportation marque	28°	= 24,75	centil. cub.
La même après un an (1)	28°	= 24,75	—
Au robinet froid de la buvette	24°	= 21	—
Au robinet chaud	19°	= 17	—

(1) Une bouteille conservée depuis vingt ans a donné le même degré.

Au bain froid..........................	23°	= 20	centil. cub.
L'eau d'Uriage.........................	3°	= 02,65	—
L'eau de soufre (Aix)..................	3°,2/10	= 02,82	—
L'eau d'alun, id.......................	0°,8/10	= 00,94	—

L'acide sulfhydrique est à peu près huit fois plus abondant à Allevard qu'à Aix et à Uriage, ce qui ne préjuge rien pour l'importance respective des trois sources dont les indications nous paraissent distinctes. La rivière thermale d'Aix réussit merveilleusement dans la douche et l'étuve; en raison même de la chaleur, elle est peu faite pour le bain tiède, encore moins pour l'aspiration froide. L'eau d'Uriage se prête spécialement au traitement purgatif de l'herpétisme, et celle d'Allevard s'applique mieux aux maladies chroniques des poumons, où la chaleur est plutôt un inconvénient qu'un bénéfice.

L'eau d'Allevard est-elle iodée? Dans un renvoi de prospectus il est dit que suivant M. Chatin elle serait la plus riche en iode après celles de Challes et d'Heilbronn. Les travaux récents font ajouter 1 milligramme d'iode à l'analyse Dupasquier; M. Niépce en a trouvé dans l'eau et dans les salles d'aspiration; il serait peut-être constaté par le carbonate de soude avec une trace d'iodure de potassium; toutefois, l'amidon ne suffit pas pour le mettre en évidence. J'ai laissé plusieurs jours, des papiers amidonnés dans l'eau froide, dans les salles d'inhalation, les étuves, les bains, sans obtenir la plus faible teinte bleue. Après avoir déterminé la valeur des procédés connus pour découvrir l'iode et le brôme dans les eaux d'Allevard, Dupasquier s'exprime ainsi : « Nous n'avons négligé aucun de ces « moyens, et tous les résultats ont été négatifs. En em« ployant successivement tous les réactifs proposés, y com« pris la pile de Volta, bien que nous ayons opéré sur le « résidu de 50 litres d'eau privée des sels facilement cris« tallisables, dans aucun essai nous n'avons obtenu de « nuance bleue par l'amidon, ni de nuance jaune indiquant

« la présence du brôme en liberté. M. Savoye, de Grenoble, « après des expériences faites avec beaucoup de soin, est « arrivé au même résultat : l'iode et le brôme ne doivent « pas être comptés au nombre des éléments qui minéra- « lisent l'eau d'Allevard » (page 181).

Un engouement subit a présenté l'iode comme un principe nécessaire à la vie des animaux; les sources iodées en ont acquis une telle importance, qu'en tous lieux on a cherché le précieux métalloïde, même dans l'air et l'eau potable, et la chimie docile en a trouvé partout. Les données récentes de la science n'ayant pas confirmé ces présomptions, il est possible qu'on en découvre moins dans les sources nouvelles. Si celle d'Allevard en contient, comme je le crois, c'est en si faible quantité qu'il est permis de n'en pas tenir compte. Il serait plus intéressant de connaître ses effets réels et ses applications. C'est, de nos jours, une tendance reconnue d'attribuer à chaque source, les éléments et les propriétés collectives des eaux; on s'en plaint avec raison, car rien n'est propre à dérouter les médecins comme la confusion et la banalité des analyses. Abandonnons aux thermes iodés les maladies qui réclament l'iode; il est douteux que les eaux sulfurées, qui d'ailleurs sont bien partagées, gagnent beaucoup à l'addition d'un atome d'iode, au moins quand on veut les appliquer aux affections de la poitrine.

L'iode, qu'en principe nous repoussons du traitement de la phthisie, parce qu'il est altérant comme le mercure et beaucoup plus irritant que le soufre et le fer, agit très-vivement sur les capillaires, les glandes et les reins ; il peut convenir aux malades lymphatiques, aux scrofuleux, quand il y a lieu de tonifier, d'activer les sécrétions; les iodures semblaient même avoir une sorte de spécificité. A cet égard, il faut bien distinguer entre les constitutions du Nord et celles du Midi, entre le Hollandais, par exemple, et l'Espagnol. L'iode réussit dans les épanchements chroniques, les kystes, les tumeurs non squirrheuses, dans les engorgements lymphatiques et glanduleux; injecté dans les cavités closes, il irrite les parois, les convertit en abcès aigus et provoque l'absorption : cette vertu de l'iode n'est pas en cause, elle est acquise au domaine chirurgical. Est-il pris à l'intérieur, on s'attache à prévenir l'effet local au moyen de combinaisons. Ainsi présenté, il est à peine toléré par les voies digestives quand elles sont en bon état; il amène un certain degré d'intoxication et d'amaigrissement que l'on observe chez les animaux destinés à fournir le lait médicinal. On comprend l'action dépurative et fondante de l'iode privé de sa causticité, réduit en molécules agrégées dans les aliments ; il en est bien autrement quand il est au contact des membranes phlogosées, la conjonctive, par exemple, et la muqueuse pulmonaire. Celle-ci joint à la sensibilité générale et commune, celle d'un sens par son excitant propre ; elle n'admet que l'air tempéré, ni chaud ni froid, et refuse absolument celui qui contiendrait la plus faible proportion de vapeurs irritantes; aussi les médecins qui conseillent l'iode, suspendent le traitement, quand il provoque l'hémoptysie, ce qui a lieu le plus souvent. La chambre, les vêtements, la sueur des malades soumis au traitement ioduré sont imprégnés d'iode, et les émanations sont bien plus pénétrantes quand il s'agit de la vapeur, on ne peut se tromper sur la médication, quand on est près du malade qui la respire.

L'application immédiate de l'iode à l'état métallique ou en vapeur, sur la bronche, est en opposition avec cette règle, que l'organe malade exige la douceur de l'excitant et le repos de la fonction; on ne saurait imaginer une conduite plus contraire au but que l'on poursuit. Les médecins de tous pays sont unanimes sur le choix du climat qui convient aux phthisiques ; eh bien ! tandis qu'ils prescrivent tous l'air pur et tempéré, vous leur donnez une atmosphère impropre à la respiration. A celui qui conseille ou subit un pareil traitement, il importerait peu d'avoir un climat chaud, d'entreprendre un voyage lointain ; le déplacement n'a plus de but, mieux vaut laisser le patient dans ses foyers : il peut partout se ménager l'atmosphère artificielle aussi bien que dans le Midi.

Dans la phthisie, la muqueuse irritée par la production hétérogène est sous le coup d'incessantes phlegmasies : et cependant, pour la combattre, on propose une substance propre à développer les maladies des bronches. L'irritation produite par l'iode est sans bénéfice aucun sur l'organisme, il n'est pas même un substitutif, un cathérétique fixe, au même titre que l'azotate d'argent, qui, sans être absorbé, limite son action à la partie touchée ; il est pour ainsi dire, un irritant diffusible et permanent, un caustique à la façon des acides nitreux et sulfureux, il brûle aussi longtemps qu'il est au contact de l'organe et jusqu'à ce qu'il soit entièrement éliminé; enfin, quand il est toléré, on observe quelquefois des phénomènes constitutionnels capables de favoriser la cachexie tuberculeuse. Les vapeurs de l'iode atténuées dans l'eau chaude ou chargées de substances émollientes, ne sont pas supportées dans les régions tempérées, encore moins sous l'équateur où l'air est déjà trop pauvre en oxygène. La meilleure méthode consiste à faire aspirer deux ou trois fois la vapeur que donne la teinture exposée dans un ballon sur la flamme d'une lampe. J'ai varié ces applications de toute sorte, en hiver, dans la belle saison, en ville, dans les hôpitaux, et jamais sans inconvénient. L'iode excite la toux, la fièvre, l'hémoptysie, et précipite le travail de la tuberculose.

Le médecin trop pressé de conclure en faveur d'un agent qui ne met pas toujours obstacle à la guérison, a pris une confiance dangereuse en ce sens qu'il oublie la vérit able indication. La phthisie n'a pas encore de spécifique ; mais s'il existe un traitement rationnel, il est dans l'air, dans les moyens hygiéniques, les substances animalisées capables de nourrir et de régénérer. Quand on veut réparer les désordres causés par un vice général, il ne faut pas compter sur un corps inorganique, inassimilable et vénéneux, qui ne peut rien ajouter à la force plastique, à l'hématose, à la réparation. La question capitale est de mettre les organes en état de faire du sang.

Dans cette médication hasardée, qui produit le mal pour le guérir, il y a quelque chose d'analogue au *similia similibus* d'Hahnemann, et encore dans ce cas l'homœopathie n'accepte pas l'iode.

Coindet, qui consacra sa vie aux applications chirurgicales de l'iode, eut le temps de blâmer les abus qu'on en fait ; en le prônant il ne prévoyait pas le mal qu'il préparait.

La vapeur d'iode est annoncée dans les journaux comme un bienfait pour le genre humain ; c'est la pire des recommandations ; mais en ce qui touche à la phthisie, le prétendu spécifique rendu fameux par la réclame et le roman, devait rester dans le monde des fictions.

Les maladies chroniques, les cachexies, peuvent être attaquées par la médication iodurée lente et continue ; on peut guérir avec l'iode et malgré lui ; il est des personnes qui s'habituent même aux poisons ; mais avons-nous, dans la phthisie, un exemple constaté de guérison par l'iode, impossible aux autres moyens ? Il est permis de croire qu'un malade soulagé par ce traitement, l'aurait été plus vite et plus sûrement par le repos, l'hygiène et l'air tempéré.

L'opinion des médecins est faite à cet égard ; mais en dehors de la spéculation, il en est qui prétendent cicatriser avec l'iode, et donner à la muqueuse la vitalité nécessaire à la résolution. Ils observent des changements, des temps d'arrêt, des guérisons. Il faut prendre au sérieux cette profonde conviction et les faits garantis. Ce n'est pas seulement à propos de l'iode que nous trouvons ces divergences ; ne pourrait-on les expliquer par la nature des sujets ? Il en est peu qui supportent l'iode. En somme, la thérapeutique est bien souvent si pauvre, qu'il n'est permis de condamner aucune médication ; mais on doit bien choisir et redoubler de soins lorsque le mal est à côté du bien. Sur ce point, tout ménagement nous paraît une prime aux charlatans et un danger pour les malades, toujours prêts à s'abuser en présence d'affirmations que la science ne peut donner.

Après avoir déféré trop longtemps à l'exemple, je ne parlerais pas ainsi sans une expérience personnelle et l'avis des médecins qui font autorité ; l'iode a obtenu un succès de vogue qui comprom et son importance légitime ; évidem ment on est allé trop loin, et je crois que les revers prévus sont un meilleur enseignement que les succès promis.

Analyse comparée des Eaux d'Allevard, de Bonnes et de la Baillère.

	Allevard (Dupasquier).	Bonnes (O. Henri).	Raillère.
Hauteur ... m.	450	800	1000
Température ...	16°	31°	38°
Principes fixes ... gr.	2,24	0,604	0,1827
Sulfate de soude ...	0,535	0	0,0443
— de magnésie ...	0,523	0,012	0
— de chaux ...	0,298	0,118	0
Chlorure de sodium ...	0,503	0,342	0,0495
— de magnésium ...	0,062	0,004	0
Carbonate de magnésie ...	0,062	0	0
— de chaux ...	0,305	0,014	0
Silice et fer ...	0,005	0,0100	0,0100
Acide sulfhydrique... centil. c.	24,75	3,000	19,40
Acide carbonique ...	9700	0,060	0
Azote ...	4100	traces	0

Dans le groupe des Pyrénées, il n'y a pas deux sources rapprochées par autant d'analogies qu'il en existe entre Allevard et Bonnes. Ce que Bonnes est aux Pyrénées, Allevard l'est aux Alpes, mais avec tous les avantages que devaient lui donner l'abondance des eaux, leur acide carbonique, la richesse de sulfuration, la douceur du climat et le peu d'élévation au-dessus de la mer. L'établissement reçoit l'air des sapins sans toucher à la région, où le froid contrarie l'effet des eaux et le rend quelquefois dangereux.

Même en face de l'analyse, il est oiseux de discuter l'importance et le rang qu'Allevard doit occuper ; la composition d'une source est le moindre des éléments qui décide sa fortune ; ce qui conduit aux eaux, ce n'est point la thermalité, la nature ou la proportion des agents minéralisateurs, c'est plutôt le médecin (et encore, si l'on réfléchit à la futilité des motifs déterminants, on dirait que la science est pour bien peu dans cette préférence). C'est aux docteurs Bertrand que le Mont-Dor a dû sa renommée ; les procédés inventés par Barrier ont appelé l'attention sur l'eau de Celles, l'histoire des Eaux-Bonnes se lie au nom de l'inspecteur Darralde ; on faisait pour le voir une route pénible, on l'attendait avant le jour. Il laisse un vide heureusement comblé, mais déjà la faveur se portait vers Cauterets, Allevard, Bagnères-de-Luchon..... Je comprends moins la part que l'on faisait à Ems, si ce n'est par l'attrait d'un voyage aux bords du Rhin.

Il est des eaux qui ont plus d'avenir que les thermes fréquentés ; cela tient au passage d'un baigneur, à la mode, au plaisir, aux méthodes suivies, et ce qu'il y a de plus remarquable en ce genre est la vogue acquise par Loesch à titre de sulfureux. Là, le malade inconstant partout ailleurs, a la patience de s'immerger jusqu'à huit et dix heures chaque jour ; des médecins au moyen de l'eau chaude, obtiennent des effets qu'on ne sait pas toujours demander aux plus riches minéralisations. Les personnes qui ne craignent pas une température élevée préfèrent les bains d'Aix, où le douchage atteint le degré de la perfection... En un mot, la valeur d'une source est mal déterminée par sa composition... L'analyse est assurément, pour l'appréciation, la plus sûre des bases ; cependant elle varie ainsi qu'une formule, et se prête quelquefois aux idées préconçues, aux besoins de la cause; on découvre tous les jours dans les sources connues, des éléments nouveaux, il en est qui sont ignorés, il reste encore des effets inexpliqués, en sorte qu'en acceptant les données de la chimie, on doit craindre de s'égarer toutes les fois qu'elles n'ont pas la sanction de la pratique. L'analyse est une autopsie mal faite et n'isolant que les débris d'un corps privé de vie; elle désorganise, elle sépare et ne donne pas plus l'essence du composé naturel, qu'elle ne peut le reproduire en rapprochant ses principes connus. La vie des eaux sulfureuses, des thermales surtout, est si fugace, elle dépend si bien de l'état primitif, qu'elles ne subissent pas impunément le transport ou le contact de l'air. Par conséquent on ne doit pas conclure de l'analyse à l'action thérapeutique; axiome bien fait pour réduire de beaucoup l'importance qu'on voulait donner au sulfure minéralisant.

Peut-on établir une préférence méritée, rationnelle en faveur des Pyrénées? Pour avoir une classification satisfaisante il faudrait que toutes les eaux fussent examinées par une commission, par un seul homme, avec le même esprit: est-ce possible? Alors seulement, on pourrait déterminer les caractères que donne la chimie, et les mettre d'accord avec les faits. Jusqu'ici, en traitant des eaux sulfurées, il semble qu'on ne raisonnait que sur le soufre, et bien à tort, car le soufre est insoluble; introduit dans l'économie, il agit tout autrement que les eaux hépatiques. Une source qui serait réduite au soufre ou bien à un sulfure non soluble, aurait un effet peu sensible sur la peau, et nul sur la muqueuse pulmonaire, elle retrouve sa puissance alors qu'elle tient en suspension l'hydrogène sulfuré. Celui-ci est vénéneux quand il sort du laboratoire, et dans les eaux il est bien supporté; il y est modifié, divisé par d'autres gaz, il devient sédatif, et produit une série d'effets qui ne ressemblent plus à ceux du soufre : la chimie ne saisit pas ces différences! L'eau sulfurée se modifie quand elle est chlorurée, hydrosulfurée, saline, carbonique, azotée, froide, etc., la première est excitante, la seconde est plutôt sédative, la troisième purge, la quatrième est digestive... un atome ajouté dans le parcours d'une eau change beaucoup son caractère. C'est au point que la nappe inférieure peut donner des groupes variés et des filons très-différents, comme on le voit à Bigorre, à Bagnères-de-Luchon, où suivant M. François, on est contraint à faire des séries pour éviter la confusion.

Durand Fardel admet pour sulfurées les sources minéralisées par un sulfure plus abondant que les autres principes, il appelle sulfureuses toutes celles qui sont pourvues d'un élément sulfureux quelconque. Ces distinctions qui ne préjugent rien n'expriment pas non plus une qualité supérieure; on pourrait aussi bien tenir pour sulfurées, celles qui ont reçu le nom de sulfureuses, car l'éminent auteur les confond plus d'une fois.

Le médecin des Pyrénées, Fontan, veut partager les eaux en sodiques ou naturelles et calciques ou accidentelles. Ingénieuse conception qu'il ne peut vérifier, par conséquent fort sujette à l'erreur et sans but pour la pratique. Il a fait une loi d'exclusion en faveur des Pyrénées, qui seules auraient quelque vertu, et encore l'Eau-Bonne fait exception, elle reste indéterminée, en sorte que Luchon serait le centre et le type des eaux.

Est-ce donc que les eaux seraient plus ou moins naturelles parce qu'elles sont caractérisées par un sulfure ou bien par un sulfate, et ne sont-elles pas au même point accidentelles et formées par de fortuites combinaisons? Toutes sont le résultat d'infiltrations pluvieuses, palustres, pélagiennes, domestiques même, auxquelles vont s'ajouter, suivant le cas, la chaleur du foyer central, et des gaz qui sont le produit d'altérations fort variables; elles ont lieu dans leur trajet, dans les conduits, à l'émergence, et le seul caractéristique est l'hydrogène sulfuré. Le sulfure de sodium ne pourrait donc avoir qu'une prééminence de convention; il n'est jamais plus énergique ni moins fixe que celui de calcium, il est aussi facilement dénaturé; le résultat de leur décomposition est identique, et c'est l'air qui dans tous les cas joue le rôle important. Le sulfure qui constitue les eaux sodiques, fait défaut dans la plupart des sources appelées naturelles des Pyrénées, et se trouve en plus grande proportion dans la chaîne des Alpes. Il manque à Saint-Honoré, à Bagnols, à Dax, aux Eaux-Bonnes; et tandis que la Reine de Luchon n'en contient que 5 centigr., nous en voyons 6 à Marlioz, 10 à Guagno, 30 à Challes, etc.

Les eaux sulfurées thermales sont liées aux formations anciennes, mais en est-il qui restent pures, isolées du terrain secondaire et sédimenteux, qui ne trouvent dans leur trajet ni substance animalisée ni principe salin pouvant modifier leur nature et leurs combinaisons? Il faut bien que les eaux naturelles se chargent, en courant, de la glairine qui ne peut exister dans les eaux primitives.

Toutes les sources minérales sont formées indifféremment par les sulfures ou les sulfates, elles se composent de la même façon, quels que soient leur base et le point de départ; on ne peut pas leur assigner un caractère spécial aux sels de chaux, aux sels de soude; toutes les eaux sulfureuses sont chlorurées; les calciques sont alcalines comme les autres, la soude aussi bien que la chaux s'y présente combinée avec tous les acides; le degré de sulfuration ne tient pas plus à l'espèce de sel qu'à la température, et l'hydrogène sulfuré qui le mesure exactement, provient toujours d'un sulfure décomposé par le contact de l'air ou des corps oxygénés. L'eau calcique de Digne qui s'élève à 48°, dépasse en thermalité tout le groupe sodique des Pyrénées; celle de Viterbe est à 68, celle d'Acqui à 65, tandis que les Eaux chaudes sont à 27, celles de Marlioz à 14; celles de Challes sont plus froides encore.

Toutes les eaux subissent des substitutions de base, avec dégagement d'acide sulfhydrique ; il peut en résulter des sels plus ou moins sulfurés, suivant l'acide qui se présente. Tout sulfure au contact de l'air perd son acide et devient un sulfate, un hyposulfite, un hydrosulfate. L'hydrogène sulfuré peut saturer une base nouvelle, ou bien encore, le sulfate avec un acide est susceptible de former un sulfure et trouble le liquide en émettant du soufre. Le terme et le produit définitif des réactions, qui peuvent commencer à de grandes profondeurs, sera toujours l'acide sulfhydrique, et celui-ci se réduit en soufre et en eau ; la géologie n'indique rien de plus. Il est probable, dit M. Henri, qu'un sulfate étant donné, il peut se former un sulfure, et celui-ci redevenir sulfate, en sorte que les eaux sulfurées sont celles dont l'hydrosulfate est décomposé par l'air ou dans son trajet. Il en est encore ainsi des eaux carbonatées, des chlorurées, etc... La base qui sature est sans effet sur l'action finale. On peut conclure que les sources naturelles ne sont pas mieux définies que les eaux dégénérées et ne présentent pas un composé plus efficace.

Le docteur Rotureau, dans le travail le plus complet que nous ayons, place l'eau d'Allevard parmi celles qu'il a désignées sous le nom d'amétallites. Il est peu de sources sulfurées qui contiennent autant d'acide sulfhydrique, et d'après l'analyse, elle est encore la plus riche en principes fixes.

Gréoulx seul en a...............	4,030
Amélie.........................	0,3030
La Reine de Luchon............	0,2671
Baréges........................	0,2083
La Raillère.....................	0,1827
Les Eaux-Bonnes...............	0,0045
Allevard.......................	2,240

Il faudrait aborder les eaux salines, les chlorurées, ou celle de la mer pour avoir le maximum de la saturation : il y a 4 grammes de principes fixes à Bourbon-Larchambault, 5 à Uriage et à Chateldon, 6 à Cransac, 35 dans l'Océan et 40 dans la Méditerranée : quel est donc l'élément qui fait défaut à la source d'Allevard et d'après quelle base est-elle amétallite?

Dans leur traité, qui restera classique, MM. Pétrequin et Socquet font une classification qui est exacte et présente à l'esprit le genre de sulfuration. Pour eux, l'eau sulfurée serait déterminée par un sulfure. Ils appellent hydrosulfurée celle qui doit ses propriétés à l'acide sulfhydrique; les hyposulfitées dérivent des hyposulfites, et chacune d'elles peut être indifféremment alcaline ou saline.

Or, de quelque façon qu'il soit manifesté, l'acide sulfhydrique est l'expression caractéristique des eaux à principes sulfureux; sa proportion fait connaître exactement celle du soufre, et pour le mesurer il n'est pas de moyen moins sujet à l'erreur que le sulfhydromètre. Cela étant, les distinctions basées sur l'hydrogène sulfuré l'emportent de beaucoup sur les notions fournies par les accidents et les combinaisons, celle-là est pratique, accessible à tous les sens et confirmée par la chimie.

Les eaux hydrosulfurées sont à la fois moins irritantes, plus régulières, plus certaines dans leurs effets; elles sont froides, par conséquent on peut les appliquer sans la chaleur qui n'est pas inoffensive pour les malades affaiblis. 2° L'hydrosulfurée carbonique est moins désagréable et bien mieux acceptée que les tièdes par l'estomac, elle est puissamment digestive et réparatrice ; elle est donc éminemment utile au traitement des maladies chroniques, et en particulier de celles du poumon; pour toutes en effet, la nutrition est le point capital.

La source d'Allevard, qui appartient à cette classe, a les propriétés des sulfureuses non thermales, elle conserve très-longtemps et dégage avec lenteur son acide sulfhydrique, avantage essentiel au traitement des pulmonies, qu'il faut voir avant tout dans l'action immédiate et continue de l'air pur et des corps gazeux.

Comme confirmation, tandis que son principe sulfureux est plus riche que celui de Bonnes, l'eau d'Allevard est bien mieux supportée; ce qui tient à la température, à l'acide carbonique, à la hauteur, à la pression barométrique. Expliquons-nous à ce sujet : l'air est plus lourd dans les bas-fonds; il pèse moins, il est plus léger sur les hauteurs; la décroissance de pression accélère immédiatement le pouls, les mouvements du cœur, et par suite le travail des poumons. L'homme en santé, à puissante hématose, éprouve sur la montagne un bien-être, une énergie qu'il n'a pas dans la plaine. Les personnes lymphatiques, à sang noir, à congestions veineuses, se trouvent bien de l'ascension; soulagées, mais le malade qui ne respire plus par une large surface, dont le poumon réclame un air oxygéné, souffre visiblement sur la hauteur; il étouffe, il transpire, et ne peut se mouvoir sans être fatigué, il serait dans la pire condition pour supporter des congestions actives.

Allevard est à 400 mètres plus bas que les Eaux-Bonnes, par conséquent dans une position plus favorable à l'hématose, le malade qui est oppressé y peut trouver encore le calme que les Pyrénées ne lui donneraient plus; pour la même raison les asthmatiques y sont mieux; l'hémoptysie se montre rarement et n'est jamais le fait des eaux bien ordonnées : ce qui permet de les conseiller dans les cas incertains avec moins d'hésitation.

En comparant Allevard à Cauterets, à la Raillère, nous constatons en sa faveur les mêmes avantages de composition, de hauteur et de climat; la source est à la portée du baigneur et n'a pas les inconvénients du froid, des transitions et de l'éloignement, toutes choses à considérer, quand on prend des douches et des bains.

La source de Marlioz diffère essentiellement de celle d'Allevard; elle est minéralisée par le sulfure de sodium, elle contient beaucoup moins d'acide sulfhydrique et peu ou point d'acide carbonique. On sait qu'elle n'est pas aussi bien digérée; or c'est la propriété qu'il importe le plus de constater.

CHAPITRE II

EFFETS DES EAUX

Effets des eaux. — L'eau sulfureuse est difficile à étudier sur l'homme sain; peu de personnes savent la prendre avec la patience, la suite et l'attention voulues pour obtenir l'action physiologique et distinguer les modifications opérées par le traitement, de celles qui ressortent du sujet, des circonstances, des maladies..... cette action n'est pas toujours la même, l'eau sulfureuse peut exciter ou hyposthéniser, exalter ou apaiser l'éréthisme nerveux, élever ou abaisser le mouvement circulatoire, elle guérit, elle soulage avec ou sans perturbation; nous la voyons calmer la douleur et la toux, diminuer les sécrétions, résoudre les engorgements..... Elle possède bien la raison de ces effets, mais encore il faut convenir que l'agent modificateur n'est pas tout dans la médication, que l'état de l'organisme et le milieu sont pour beaucoup dans tous les résultats.

Quel rang doit occuper dans la matière médicale, un agent qui produit un état de calme et des signes d'irritation? L'acide sulfhydrique serait-il excitant du fluide sanguin et sédatif des nerfs? ne peut-il établir entre les deux systèmes la balance nécessaire à l'exercice des fonctions? Si le soufre est excitant, l'hydrogène sulfuré stupéfié, l'acide carbonique est anesthésique, les sels ne sont point purgatifs, et la résultante de ces forces ne saurait être exprimée par une action thérapeutique déterminée. Dirons-nous que l'eau est à la fois stimulante et sédative, avec cette impression de force qui dans la médication antispasmodique s'accorde bien avec la sédation? dans l'hydrogène sulfuré, il y a quelque chose d'antispasmodique, et ce rapprochement fera mieux concevoir une foule d'effets qui semblent opposés. L'hypothèse ne pouvant satisfaire l'esprit, la sulfuration par l'eau doit être considérée non-seulement dans son ensemble mais encore dans chaque appareil; ici la théorie s'incline, on a plus besoin des faits que des explications, et comme au temps d'Alibert, la physiologie des eaux est le seul guide à consulter.

Ainsi que les altérants, le principe sulfureux pénètre avec lenteur dans l'organisme et n'agit pas toujours immédiatement, il réveille quelquefois le mal qu'il doit guérir, et prolonge ses effets bien au delà du traitement.

La somme de liquide et le temps qui amènent la sulfuration n'ont rien de fixe ou de régulier; les troubles fonctionnels se présentent plus vite et plus souvent chez un malade, et ce sont plutôt ceux qu'il avait éprouvés. Peu de baigneurs achèveront leur cure, sans accuser du malaise ou des douleurs; cela varie suivant l'appareil qui souffre ou qui sera le plus impressionné. Dans aucun cas on ne saurait juger le résultat définitif par les symptômes observés, encore moins par l'abondance des sueurs. On peut guérir aux eaux sans transpirer beaucoup, et d'autres médications portent mieux à la peau, sans avoir sur les poumons les effets constatés pour les eaux sulfurées.

L'eau sulfureuse excite les mouvements régis par le système ganglionnaire, les circulations, les actes nutritifs et spécialement les fonctions de la peau et des muqueuses; d'abord parce qu'elles ont les plus grandes surfaces d'absorption, en second lieu parce qu'elles reçoivent plus souvent les crises, les fluxions, les mouvements réactionnels.

Aux premiers jours du traitement on observe de l'appétit, de l'agitation, des sueurs, des nausées, des pesanteurs à l'épigastre, alors surtout que l'on boit de l'eau chaude; d'autres fois, c'est de l'âcreté, de l'ardeur à la gorge, cuissons, picotements au voile du palais, au pharynx, à la trachée, ou dans les bronches ; de la toux, de la chaleur sous-sternale, essoufflement, injection de la muqueuse, et gêne de la déglutition. Ces effets, ordinairement peu prononcés, pourraient bien être inaperçus ou nuls. Ceux qui nous ont paru les plus constants, seraient l'accroissement de la puissance digestive et de la faim, la sensibilité au froid (seulement les premiers jours), la sueur, une constipation modérée, l'excitation des sens, la facilité des mouvements et de l'intelligence, et le sommeil réparateur. Enfin dans une autre phase : la plénitude et la fatigue; l'insomnie, les rêvasseries; les symptômes qui constituent la fièvre de sulfuration et la poussée. Souvent après une semaine, après trois ou quatre jours, survient un état catarrhal avec la toux, le coryza, la fièvre, l'insomnie, puis un peu de diarrhée, enfin tout rentre dans l'ordre, et le mieux continue jusqu'à la fin de la saison. M. Chataing exprime avec vérité sa pensée sur les eaux qu'il employait avec beaucoup de tact : « Cette eau en bain, ou en boisson, produit dès les « premiers jours, une excitation générale qui ne tarde pas « à se calmer, et cette circonstance mérite d'être observée « chez les personnes irritables qui pourraient s'en inquié- « ter, si elles n'étaient prévenues, ou se rebuteraient si on « ne modérait pas cet effet. Il y a sentiment de chaleur à « l'épigastre et à la peau, agitation durant la nuit, soif, dé- « faut d'appétit et constipation, mais du troisième au hui- « tième jour, l'appétit se réveille, devient fort, le ventre « se relâche, la moiteur s'établit, l'urine coule en abon- « dance et le sommeil revient suivi de bien-être et d'éner- « gie. » Annuaire de 1838.

Quel rôle est réservé à la petite quantité de soufre que l'acide sulfhydrique a déposé sur les muqueuses? Il agit comme un altérant, à l'état moléculaire; mais le soufre est insoluble, il subit vraisemblablement de nouvelles transformations aux dépens des humeurs; il est en partie absorbé, lentement éliminé, car on le trouve dans l'urine, les crachats et les sueurs.

Action sur la muqueuse pulmonaire. — L'eau sulfurée est-elle béchique. ainsi qu'on l'a répété depuis Bordeu: elle guérit un rhume à la façon des excitants, du vin chaud par exemple, ou bien par sédation immédiate. L'hydrogène sulfuré qui est évidemment le principe de ses effets, arrête ou suspend l'oxydation vitale, en absorbant l'oxygène du sang, « il est vénéneux par une double action qui « stupéfie la pulpe nerveuse et coagule le sang » (Mialhe).

Les phénomènes sulfureux dérivent tous de ces propriétés : l'eau sulfurée peut modérer l'action du cœur et des poumons, à la façon des acides arsénieux et cyanhydrique à faible dose ; elle combat comme eux l'élément phlegmasique. Elle ne nuit pas aux sujets sanguins ; mais seulement à ceux qui ont la fièvre, qui respirent péniblement parce que la maladie restreint le champ de l'hématose. Signalons une erreur qui consiste à repousser l'eau sulfurée du traitement des maladies aiguës. L'observation nous a prouvé qu'elles cédaient plus aisément que les affections plus avancées occupant un grand espace. Il est donc permis d'en user pour la bronchite; au contraire on ne saurait avoir trop de réserve à l'égard de la phthisie quand elle est confirmée, encore plus quand elle atteint la période hectique. Il est bien démontré que la tolérance est relative à l'intégrité des organes respirateurs. Dans une affection récente; la fièvre ne contre-indique pas les sulfureux au moins pendant l'été, parce que, l'organisme est assez puissant pour réagir. Nous n'hésitons jamais à combattre la bronchite accidentelle au moyen de l'aspiration; dans ce cas c'est à l'eau chauffée que nous donnons la préférence, et tout le monde a remarqué la promptitude avec laquelle les rhumes sont dissipés. Lorsque le mal est devenu chronique, il est en quelque sorte ranimé par la fièvre thermale qui s'ajoute à l'état général sans provoquer la réaction. Nous insistons beaucoup sur cette distinction qui doit peser sur l'avis du médecin. Quand un malade arrive avec la fièvre, il serait dangereux de le soumettre à la sulfuration; ce qu'il y a de plus sage à conseiller, c'est le repos, et le retour si la fièvre persistait.

Les catarrheux accusent bien souvent un surcroît d'irritation et de douleur, mais on admet à tort dans les eaux sulfurées, une élection pour la muqueuse pulmonaire, elles peuvent exciter quand on en fait abus, elles n'ont jamais produit d'emblée la bronchite ou la pneumonie. Si la bronche est plus souvent congestionnée, c'est que la plupart des baigneurs ont éprouvé quelque affection de la poitrine ou du larynx, et qu'un organe faible appelle plus aisément le mouvement fluxionnaire. Les phénomènes propres aux maladies qui sont en jeu, se réveillent chez le plus grand nombre, et quand ils ne sont pas exaspérés outre mesure, ils s'amendent rapidement pour faire place au calme, au temps d'arrêt, à la guérison suivant les cas; tout dépend de l'état général et de la direction.

La toux revient ou augmente quelquefois dès les premiers jours, mais cette irritation, que l'on peut regarder comme physiologique, ne révèle pas comme on le dit la nature du mal; l'usage ou l'abus de l'eau peut augmenter aussi bien une lésion étrangère aux poumons, qu'une bronchite, aussi bien la pneumonie que le travail tuberculeux, et l'on doit convenir que le diagnostic n'est pas toujours facile. Dans aucun cas, l'aggravation n'a lieu sans mouvement fébrile: aussi est-il fort important de consulter le pouls, afin de suivre et de régler le traitement.

Lorsque le pouls se développe, il devient moins fréquent et se régularise, dans la même proportion que l'oppression diminue et que la force augmente. Ce stimulus nécessaire à la muqueuse pour rejeter les sécrétions qui amènent l'engouement, agit mieux quand il est secondé par la transpiration ou par la diurèse, il concourt à la résolution ; mais il faut le surveiller, le diriger suivant les besoins, il arrive aisément à l'excès perturbateur, à l'agitation, à la fièvre et à l'insomnie.

On a dit que l'eau sulfurée disposait à l'hémoptysie, cela est vrai pendant l'hiver, parce que la sueur est une condition essentielle au traitement; mais dans les stations d'été, nous devons accuser plutôt l'insuffisance de pression et peut-être les sulfures. La pneumorrhagie se montre plus souvent vers les lieux élevés, elle dépend si peu des eaux à Allevard, que l'hémoptoïque n'est pas forcé de renoncer à la boisson. Une médication qui serait imprudente à la hauteur des Pyrénées devient possible à 500 mètres plus bas.

L'action de l'eau sulfureuse étant appréciée, dans quels cas est-elle favorable? Le bon état du poumon se mesure assez bien par le rhythme et l'ampleur de la respiration, la maladie se juge à la fréquence, à la gêne des mouvements. 2° L'air expiré diminuant dans le même rapport que la surface d'hématose, un phthisique ne respire plus sur la hauteur qu'en ayant un repos complet; plus le tissu pulmonaire est hépatisé, dense, obstrué par les produits hétérogènes, moins le malade peut monter; par conséquent, le chapitre de la pression, à laquelle on ne pense guère, est capital aussitôt qu'il existe un embarras de la respiration. Sous ce rapport, le spiromètre de Bonnet qui indique la capacité respiratoire avec une sorte de rigueur, pourrait fournir un précieux diagnostic, épargner des erreurs et des regrets. Au début de la pulmonie, le choix des eaux est à peu près indifférent, mais quand elle est plus avancée, alors qu'il faut tenir compte de la hauteur et du climat, Allevard offre encore une ressource précieuse. On peut établir en général, que les eaux ne sont pas tolérées sur les lieux dont l'ascension est devenue pénible. Un malade, essayant avec peine quelques gouttes d'Eaux-Bonnes, prendrait encore avantageusement l'eau d'Allevard; il la supporterait plus longtemps, dans un milieu plus chaud, plus voisin du niveau de la mer. Cette réflexion, que nous estimons propre à limiter l'application des eaux, est d'accord avec les faits; de tout temps, Allevard a reçu une plus grande proportion de maladies sérieuses que les autres pays.

Appareil circulatoire. — La circulation est exaltée par les eaux sulfureuses, les battements du cœur sont agités, la respiration et le pouls accélérés; il existe bientôt un mouvement fébrile avec soif, tendance à la sueur... Nous conclurions à tort qu'il faudrait éloigner de ces eaux, les malades qui ont des palpitations; car la plupart des pulmonies en présentent au point d'en imposer aux médecins. Ces prétendues maladies du cœur disparaissent presque toujours avec le traitement qui fait cesser la toux; en d'autres termes, l'agent d'impulsion du sang revient à l'état normal quand la circulation se rétablit dans les poumons devenus perméables. Ce n'est pas tout, l'eau d'Allevard en faible quantité produit la sédation nerveuse et ralentit les mouvements du cœur, jusqu'à éteindre la phlegmasie. Nous retrouvons ici, l'effet de l'acide sulfhydrique appliqué sans la chaleur; il agit autrement dans l'eau thermale, aussi nous employons bien plus utilement les aspirations froides. La clientèle d'Allevard est composée de maladies qui demandent plutôt l'élément sulfureux que la chaleur, c'est le contraire à Aix et au Mont-Dor.

Les troubles fonctionnels que l'on observe rarement dans la circulation, tiennent plutôt à la constitution du malade, à la mauvaise direction, aux écarts de régime, qu'à l'essence de l'eau qui, suivant les applications, donne des résultats bien différents. Quelquefois le baigneur est excité parce qu'il veut gagner du temps, ou dépasser les prescriptions; la gêne peut résulter de la fatigue ou d'un bain chaud, d'un bain trop froid, trop prolongé; de la vapeur, de la pression du liquide ou de l'état de l'atmosphère auquel il faut s'habituer.

Évidemment l'endocardite et les affections du cœur ou des gros vaisseaux, l'anévrisme, l'hydropisie tolèrent mieux ou moins péniblement les eaux plus faiblement minéralisées; disons plutôt qu'elles s'accommodent beaucoup moins du traitement thermal que les autres maladies; aussi, quand il existe un trouble circulatoire, il faut attendre et préférer les moyens doux et lents; le régime, le repos, les laxatifs diurétiques, le petit-lait, la digitale, le demi-bain et la douche locale; enfin, si l'éréthisme est mis en jeu, le bain de lait suffit le plus souvent pour abaisser le pouls. Les palpitations développées sous l'influence d'un principe débilitant, la chlorose et l'anémie, sont promptement modifiées par les bains sulfureux; on y parvient plus sûrement, quand on a pu tonifier, en donnant à la nutrition l'énergie qui faisait défaut. Cette action appartient au régime des eaux.

Actions sur la peau. — La modification qui nous paraît la plus commune, est celle des téguments, elle est aussi plus importante; en effet, c'est en activant la circulation et la vie de la peau, que l'on enraye non-seulement les dermatoses, mais encore le vice rhumatismal et l'œdème, et surtout les affections de la muqueuse pulmonaire. Pour la plupart de ces maladies le secret de la guérison est de porter à l'extérieur, l'excès de vie concentré sur les organes, d'équilibrer les fonctions de la muqueuse et de la peau.

Aussitôt que la circulation capillaire est augmentée, la sueur exagérée devient moins abondante et la transpiration insensible se rétablit; mais quand l'hypérémie dépasse un certain degré, on voit naître des éruptions qui varient suivant la diathèse éveillée par le stimulus. Les bains excitent quelquefois un prurit fatigant, comme on le voit lorsque la peau vient à subir un excès de vitalité. Ces accidents se produisent plutôt dans les temps frais, les saisons pluvieuses; chez les baigneurs qui contrarient le traitement par de longues excursions. J'ai vu après le premier bain, les téguments couverts d'une éruption vésiculeuse, entièrement dissipée les jours suivants.

La poussée que l'on obtient assez facilement, n'est pas fréquente à Allevard; les maladies que l'on y traite l'exigent rarement; nous disposons de ressources trop variées, pour la rechercher, et les bains ne sont pas en général assez longs pour la déterminer. Rappelons ici que la médication sulfureuse est capable de fixer quelquefois sur la nature des affections diathésiques. Un malade effrayé par l'apparition d'un érythème noueux, parce qu'il redoutait un retour de syphilis, fut rassuré en voyant que l'éruption n'avait pas de caractère spécial. Tous les auteurs ont signalé, mais en lui accordant beaucoup trop de portée, le génie révélateur que possèdent les eaux, il suffit de le mentionner.

On comprend les effets que produit sur les poumons la liberté des absorbants et de la peau, quand il n'existe pas de productions hétérogènes. L'activité portée sur la périphérie, atténue en le disséminant le travail que supportait la muqueuse bronchique; la fluxion est détournée, la toux, se calme, et l'expectoration devient moins abondante; la maladie revient à son point de départ et cède promptement à la sulfuration.

Appareil digestif. — La plupart des baigneurs en traitement pour une maladie étrangère aux organes digestifs, s'étonnent de retrouver l'appétit qu'ils avaient perdu; c'est qu'en dehors du changement d'air, du régime et des distractions, l'acide carbonique et l'hydrogène sulfuré sont les plus sûrs moyens de combattre la dyspepsie à formes variées, qui souvent est la cause ou le point de départ de la tuberculose; ajoutons que le régime est, en définitive, le véritable traitement des maladies chroniques, de la phthisie comme des autres diathèses. L'estomac est la pierre de touche; on guérit aisément quand il est sain, et c'est lui qui doit d'abord attirer l'attention, toutes les fois que la digestion est pénible, incomplète, ou que la réparation ne se fait pas.

L'acide carbonique est en forte proportion dans les eaux d'Allevard, il masque un peu sa saveur hépatique, et la rend plus facile à digérer. On regrettait que les gaz abondants à la source et si bien appropriés au traitement des gastralgies fussent perdus à la buvette ; un robinet d'eau froide est ouvert près du puits ; il est question d'une salle d'attente à laquelle on arriverait par un sentier couvert, pour éviter les courants d'air et les rives du Bréda.

L'eau naturelle étant plus énergique et souvent mieux tolérée, c'est à la source qu'il faut adresser les maladies chroniques de l'estomac ; mais chez les catarrheux, elle prend quelquefois à la gorge et provoque la toux ou l'enrouement. Nous la donnons à 20 ou 25° pour arriver à la température de la source ; plus chaude, elle est moins oxygénée, elle pèse et fatigue, ainsi qu'une tisane après l'ébullition. Elle resserre les premiers jours, quand elle est prise à faibles doses ; ingérée brusquement, ou par trop grande quantité pour être insalivée, elle occasionne du dégoût, du gonflement, des éructations, des tranchées, du pyrosis, des nausées, des vomituritions, et finit par purger, toutes choses qui sont dues à l'intoxication par l'hydrogène sulfuré ; on les observe plus souvent quand on a bu le soir, ou bien dans l'intervalle des repas.

Les enfants recherchent presque toujours l'eau sulfureuse avec avidité ; serait-ce donc qu'elle apaise mieux la soif que les autres boissons ? Il est des baigneurs qui la prennent avec plaisir et la regrettent quand ils sont partis ; quelques-uns éprouvent au contraire une aversion qui dépend de l'odeur, du goût, ou des rapports ; on s'y habitue sans peine, avec la précaution de la tempérer, d'avaler lentement et d'espacer les doses ; de les faire précéder par le sirop de quinquina, une tasse d'infusion de lait ou de bouillon ; il est bien reconnu que les substances nutritives facilitent mieux sa digestion. Des malades avaient une répugnance invincible pour les aliments, et ne digéraient plus quand ils buvaient avant le repas ; pour obtenir la tolérance, il a suffi de changer la température de la boisson et de la prendre par gorgées.

L'eau sulfurée perd nécessairement aux additions, il ne faut la couper qne par nécessité, pour atténuer l'action de l'acide sulfhydrique et prévenir la pesanteur à l'estomac ou la diarrhée. Nous n'approuvons jamais le mélange ayant pour but de plaire au goût ; du reste l'eau est encore plus désagréable alors qu'elle est additionnée de lait ou de sirop.

On peut boire partout, à la source, aux buvettes du corridor, à l'inhalation chaude, à la douche, au bain et dans sa chambre ; il est bon de se promener chaque fois qu'on a bu pour aider l'absorption qui assure les effets de la sulfuration. Le traitement commence à l'introduction du liquide, il finit à l'élimination, et la plupart des accidents sont causés par des troubles portés au courant que le soufre parcourt de l'estomac jusqu'à la peau.

Dès les premiers jours la faim se fait sentir, la digestion devient facile et plus complète, il en résulte un sentiment de force et de réparation qui bientôt se traduit par l'embonpoint. Quelquefois on accuse un appétit fort exigeant, et un sommeil *de plomb*. Les malades, les femmes surtout, sont délivrés en peu de temps des pneumatoses, des gonflements, des pesanteurs, des embarras gastriques ; on en voit qui ne pouvaient pas supporter le poids des vêtements et qui partent sans douleur ; pour d'autres, le résultat du traitement est de faire disparaître un excès d'embonpoint.

Plus tard, une sorte de plénitude remplace le besoin de la réparation, alors la constipation cède, ou fait place à la diarrhée qui d'abord est bien moins fréquente, et le sommeil est agité. Quand la saturation est devenue complète, le commencement de l'intoxication est annoncé par la couleur et la fétidité des évacuations.

Système nerveux. — L'effet produit sur les centres nerveux dépend surtout de l'hydrogène sulfuré : on observe ordinairement une légère excitation, un agacement qui n'a rien de pénible et qui peut se manifester par le besoin de locomotion, l'impatience et l'inégalité d'humeur, puis enfin par une sensation de force et de bien-être général, qui n'exclut point la sédation. Il y a quelquefois de la céphalalgie, stimulation de l'intelligence et des sens, y compris le génésique ; une sorte d'animation ébrieuse et comparable à celle que produit l'acide carbonique ou le café ; des rêvasseries, des hallucinations allant jusqu'au somnambulisme.

C'est surtout après le bain, que le calme s'établit ; mais il peut amener un effet tout contraire, alors qu'il est trop chaud ; le baigneur est énervé, il se réchauffe avec peine et sa démarche est mal assurée, il manque de réaction. La prudence veut donc que la température et la sulfuration se mesurent toujours aux forces du malade, aux efforts qu'il pourra supporter dans un but thérapeutique ; mieux vaut rester en deçà que de le dépasser.

Tous les travaux d'esprit sont plus faciles au baigneur ; il pense sans fatigue, il écrit avec lucidité ; il semble qu'il est délivré d'une entrave qui pesait sur les centres nerveux : évidemment, ce qui donne au cerveau la netteté qu'il avait perdue, est bien propre à reposer les hommes de cabinet surmenés par les affaires, les politiques, les financiers les écoliers accablés par une étude au-dessus de leur âge ou de leur force, et plus souvent nourris de chiffres et de latin que d'air et d'aliments, les jeunes gens que le plaisir précoce a frappés d'incontinence, enfin tous les hommes du monde qui se croiraient atteints « d'une affection de la moelle parce qu'ils ont abusé de la vie » (DUTROULEAU).

Appareil génito-urinaire. — L'eau d'Allevard n'est jamais prise en assez grande quantité pour avoir une action bien marquée sur la vessie ; elle en a beaucoup plus sur la peau, et pour la supporter à dose diurétique, il faudrait à l'estomac une rare tolérance. Toutefois les reins sont stimulés, soit par l'air soit par le soufre, alors surtout que le cœur en éprouve un effet sédatif. Je connais une jeune malade qui ne peut prendre deux verrées, sans avoir du ténesme et des cuissons dans le canal. A la suite du bain, l'urine est abondante, aqueuse et d'autant plus claire, qu'il est moins chaud. Après quelques jours de traitement elle charrie du soufre et produit un dépôt sédimenteux; quelquefois elle est chaude, rouge, irritante au point d'occasionner un peu d'incontinence, on y trouve toujours une plus grande quantité de détritus, parce que le traitement sulfureux entraîne une absorption plus énergique, un travail dépurateur qui contribue à la résolution des maladies.

Il est à peine utile d'énoncer que les affections des voies urinaires sont au moins passagèrement excitées par la sulfuration; nous avons vu le catarrhe vésical amendé par les bains prolongés, sans doute aussi par l'effet de la révulsion opérée sur la peau.

La même action est plus marquée sur les organes génitaux : ainsi que tous les excitants, l'eau sulfureuse éveille plus ou moins et la force vitale et le sens génésique, elle produit de l'agitation, des rêves, des mouvements déréglés, etc. Les plaisanteries de mauvais goût n'ont pas manqué sur ce point si digne d'attention, et les eaux n'ont pas eu l'honneur de tous les résultats qu'elles ont amenés. Il est certain que les pertes séminales, qui sont fréquentes chez les sujets atteints de maladies chroniques, augmentent les premiers jours et tendent à s'éloigner quand la sulfuration fait cesser l'atonie.

Les fonctions périodiques sont activées par les eaux sulfureuses; l'utérus est douloureux et congestionné, il y a des pesanteurs, de la gêne dans les mouvements ; les maladies reparaissent quelquefois et s'apaisent bientôt ; la menstruation est abondante, il n'est pas rare qu'elle soit avancée, qu'elle revienne au milieu d'une cure commencée deux ou trois jours après l'époque ; jamais elle n'est affaiblie, à moins que la précédente ne fût exagérée ; souvent elle est normale ou fournit un sang plus riche; nous avons vu la fonction se rétablir après cinq ans d'aménorrhée, avec un retour de fraîcheur qui semblait à jamais perdue.

Les maladies chroniques de l'utérus qui n'ont rien d'organique, et sont liées à l'état général, afflueraient à Allevard si l'on savait avec quelle facilité la matrice obéit à la sulfuration. Le stimulus qui pousse au travail menstruel, peut l'augmenter, le régulariser quand la malade est faible, et conjurer l'hémorrhagie chez celles qui manquent de ton. Les femmes conçoivent plus facilement non pas durant la saison, mais à l'issue du traitement.

CHAPITRE III

MOYENS D'ACTION

Inhalation froide. — Dans les salles d'inhalation froide, on respire le gaz exhalé par l'eau sulfureuse à la température de la source; le malade peut s'y livrer à la conversation à la lecture, au travail qui lui convient. Un jet d'eau multiple est reçu dans un bassin supérieur; le trop-pleinse divise en tombant sur une série de vasques superposées, plus larges vers la base, et s'écoule dans le réservoir inférieur communiquant avec la salle au moyen de nombreuses percées. L'atmosphère est en outre saturée par les émanations d'une eau courante ayant une surface égale à celle de la chambre avec une profondeur de 60 centimètres. La diffusion des gaz augmentant par la chaleur, l'inhalation n'est pas moins profitable au milieu de l'été, alors même que l'air est altéré par l'affluence des malades. Toutefois, quand la réunion dépasse un certain chiffre, il y fait une chaleur qui devient excessive : pour éviter cet inconvénient, pour donner à l'aspiration la puissance qu'elle comporte, il suffit d'augmenter l'espace et la ventilation, d'activer le dégagement de l'acide sulfhydrique en doublant la hauteur et le volume de la chute.

Il est des personnes qui supportent l'inhalation une heure ou deux sans être incommodées ; d'autres en commençant ne peuvent y rester plus de cinq minutes à la fois; quelques malades sont soulagés immédiatement; la plus grande partie n'éprouve aucun malaise; en général on parvient assez vite à respirer deux heures chaque jour. Lorsque l'inhalation est prolongée, on accuse ordinairement un sentiment d'ardeur et de picotements à la gorge ou aux fosses nasales, dans les sinus frontaux, le larynx, la trachée; un certain embarras de la respiration; de l'amertume et de la sécheresse à la langue, avec soif et chaleur, injection de la face et des yeux, pesanteur à la région sus-orbitaire aux tempes et au front, plus rarement à l'occiput; une douleur contusive à l'épaule, aux grands pectoraux, au-dessus des genoux, aux articulations; une fatigue générale avec brisement des membres inférieurs, enfin un état névralgique, de la céphalalgie, un vertige ébrieux que l'on dissipe en appliquant un peu d'eau sur le front.

Quand il existe autre chose qu'une bronchite, on observe plutôt avec la toux et l'oppression, la rougeur de la face et des palpitations du cœur, l'accélération du pouls et la sueur. Ces phénomènes sont relatifs à la gêne de l'hématose; ils peuvent amener des nausées, des vomissements, l'hémoptysie, la congestion pulmonaire ou cérébrale; ils sont dus non-seulement à l'hydrogène sulfuré, mais encore à l'air chaud qui devient rare et n'est plus suffisamment oxygéné.

Alors même qu'il est fatigué pendant l'inhalation, le malade éprouve du bien-être en sortant du milieu sulfuré : un tiers de ceux que j'ai questionnés avaient après quelques instants, la sensation que produit sur la partie enflammée une substance émolliente, on le voit chez les catarrheux lymphatiques peu irritables qui ont besoin d'excitation. Quelquefois ils sont étonnés de la promptitude avec laquelle sont apaisées la toux et l'ardeur au larynx. Il n'en est pas ainsi quand la toux est fréquente et sèche; dans ce cas l'inhalation chaude est préférable, au moins jusqu'à ce que l'irritation soit descendue au degré nécessaire à la résolution.

Nous envoyons à l'inhalation froide, tous les convalescents qui manquent d'excitation, les catarrheux qui n'ont rien de l'état aigu, les personnes amaigries qui ne peuvent supporter l'air chaud raréfié, ni la transpiration.

Quand on a fréquenté la salle d'inhalation pendant quinze ou vingt jours, les crachats ont une réaction franchement alcaline et contiennent une quantité de soufre appréciable (Dr Rotureau).

L'analyse chimique a démontré au docteur Nièpce, que l'atmosphère de la salle contenait de l'oxygène en « quantité moindre que l'air normal, de l'acide carbonique, « une grande proportion d'acide sulfhydrique, des va- « peurs d'iode, du soufre en cristaux, une certaine propor- « tion des sels contenus dans les eaux. L'expérience lui a « prouvé que l'air expiré par les malades atteints d'une « affection chronique des poumons, contenait d'autant « moins d'acide carbonique, qu'elle était plus grave, et que « sa proportion augmentait au bout de quelques jours, « et cela d'autant mieux que la toux et les crachats dimi- « nuaient, en sorte que la quantité ou la diminution de ce « gaz expiré peut servir à faire connaître l'amélioration, « l'état stationnaire ou l'aggravation du mal. Toutefois il « ne faut pas oublier que l'état inflammatoire augmente- « rait la quantité d'acide carbonique après un nombre de « jours qui varie pour chaque malade, alors que la peau « exhale une odeur sulfureuse, et que l'urine entraîne des « principes sulfureux, l'air expiré contient du soufre, il en « est de même des crachats, et c'est pour lui un indice de « saturation. Si le traitement continue, on voit souvent « des douleurs à l'estomac, la perte d'appétit, le sommeil « agité..... »

L'utilité des sulfureux ne saurait être contestée dans l'herpétisme et dans les maladies chroniques du poumon; mais si l'eau prise en bain et en boisson modifie avantageusement la muqueuse aérienne, quelle ne sera pas son efficacité quand le principe actif est porté directement sur la partie souffrante et la plus large voie qu'on puisse ouvrir à l'absorption. Toutefois dans la médication, nous plaçons l'air avant l'acide sulfhydrique; aussi les salles d'inhalation, qui dans un temps peu éloigné absorberont l'importance des eaux, devront être disposées pour l'aération la plus complète. A ce point de vue l'appareil Salles-Girons qui pourrait fonctionner dans l'établissement, nous semble un pas fait vers le progrès; il offre l'eau avec ses gaz, à l'état d'extrême division et dans l'air ambiant.

Inhalations chaudes. — Les inhalations chaudes sont des étuves distinguées seulement par leur destination, dans les deux cabinets, la vapeur arrivant à la même température est ménagée pour obtenir tous les degrés voulus. Dans le premier nommé *sudarium*, il faut être vêtu comme dans une étuve, il est semblable aux salles du Mont-Dore. On y passe quarante minutes environ, qu'il serait bon de couper par un repos; on y transpire abondamment. A l'exemple de ceux qui respirent aisément, il arrive que des malades s'efforcent de supporter une chaleur plus élevée qu'il ne convient à leur état; lors même qu'ils ne souffrent pas durant l'étuve, ils s'en trouvent plus mal bientôt après.

Dans le second, *vaporarium* ou mieux *tepidarium*, on aspire un air tiède avec peu de vapeur; on ne cherche pas à transpirer, mais les baigneurs ne savent pas toujours s'en tenir aux prescriptions; ils se plongent quelquefois dans une atmosphère de vapeur qui peut déterminer des sueurs excessives, des vertiges, des congestions, des syncopes, de l'oppression ou des hémorrhagies; il est souvent difficile d'empêcher que les malades ne s'éloignent du *sudarium*, pour transpirer outre mesure, dans le *tepidarium* qui n'est pas fait pour cet usage.

Dans les inhalations chaudes, il faut surtout considérer la

vapeur d'eau, sans compter absolument sur l'hydrogène sulfuré qui disparaît en grande partie; (dans chaque *tepidarium* on a placé nouvellement comme modérateur un petit jet d'eau froide), l'air y est dilaté par la chaleur et peu oxygéné, par conséquent moins propre à l'hématose, et n'a plus les qualités de l'aspiration froide. Cette vapeur agit non-seulement sur la muqueuse, mais encore sur l'enveloppe cutanée, il faut donc une grande attention pour diriger un malade affaibli, pour limiter exactement la chaleur qui lui convient, sous peine d'appliquer à contre-sens un moyen précieux.

Le *tepidarium* s'adresse uniquement aux maladies qui semblent réclamer la vapeur d'eau sans la chaleur, c'est-à-dire à l'état aigu, à la bronchite, à la toux sèche, à l'ardeur des voies aériennes; il convient aux sujets qui respirent aisément et n'expectorent pas, à ceux qui peuvent opposer assez de résistance à l'effet dépressif du calorique et des sueurs. Nous l'employons aussitôt que la toux, la douleur, l'oppression, la sécheresse de la gorge, annoncent la recrudescence. En dehors de ces indications, elle fatigue sans profit, elle aggrave le mal quand le tissu pulmonaire est induré.

Le *tepidarium* suffit à la bronchite, à l'asthme, à l'aphonie; presque toujours le malade affecté de laryngite est soulagé quand il entre dans l'étuve; la vapeur en humectant les bronches fait cesser la douleur et produit la détente; mais au-dessus de 25 ou 28°, la chaleur excite la fluxion de la muqueuse et de la peau; l'hématose est gênée, la respiration et les battements du cœur sont accélérés, la tête encore plus que le reste du corps est congestionnée; il en résulte une sueur croissante, et plus tard, un affaissement très-marqué chez les sujets faibles; les autres ont souvent de la céphalalgie.

Ce qui précède est encore plus applicable au *sudarium;* c'est l'étuve qu'on peut aisément élever à 45 ou 50°, suivant la résistance et les besoins. Il constitue une prompte et sûre médication pour les hommes vigoureux, à puissante respiration, atteints de maladies de la muqueuse ou de la peau, qui réclament les sueurs : l'herpétisme et l'état lymphatique, l'arthrite rhumatismale et goutteuse, l'œdème, l'hydropisie non liée aux lésions anatomiques du cœur et des gros vaisseaux. Il ne réussit pas aux personnes émaciées, à celles qui ne transpirent pas impunément ou qui sont oppressées, il nuit toutes les fois que le champ de l'hématose est rétréci par l'engouement ou le travail hétérogène; il serait dangereux de se tromper à cet égard.

Les constitutions faibles sont bientôt épuisées par le vide relatif qui met obstacle à la respiration; il faut donc éloigner des étuves les malades qui ont besoin d'un air pur et tempéré, qui sont sujets aux palpitations; dans tous les cas ils devront commencer par une chaleur douce, élevée graduellement. Après le repos, la face est pâle et altérée, le pouls fréquent, la peau froide et sensible; la force vitale est déprimée par l'excès de la dépense, il existe une profonde sédation.

Le passage à l'air libre est encore un écueil à éviter; le transport est nécessaire à la suite du *sudarium* et même, de la simple inhalation, toutes les fois que la sueur est excitée, pour peu que la vapeur soit abondante ou la séance prolongée.

Bains. — Le bain, qui fait si bien partie de l'hygiène, est encore en thérapeutique une ressource précieuse : il est peu de maladies comme il est peu d'organisations qui n'en éprouvent pas un effet salutaire, il produit sur l'organisme des effets généraux que nul autre moyen ne peut réaliser; on obtient avec les bains les médications émolliente, sédative, tonique, antispasmodique, révulsive et perturbatrice (Dr Rigollot).

Le bain sulfureux en particulier est l'agent le plus complet d'aspiration; il donne la vapeur qui manque à l'inhalation froide, et l'hydrogène sulfuré que l'étuve a perdu. Toutefois on ne doit pas exagérer son importance relative : la peau n'absorbe que fort peu de principes sulfurés, et la plupart de ses effets sont communs au bain d'eau tiède ; ils dépendent surtout du nombre, de la durée, des circonstances qui favorisent son emploi.

Le bain sulfureux est d'autant plus excitant qu'il est plus chaud, il produit sur l'économie et surtout vers la partie lésée, un surcroît de vitalité qui rappelle ou rajeunit la plupart des affections susceptibles de guérir par la stimulation. Pour ce motif, le bain chaud ne convient pas tant qu'il reste de l'acuïté, de la pléthore ou de la fièvre, encore moins dans la période hectique des maladies. Il ne faut pas oublier qu'à l'excitation du bain, succède un affaissement proportionnel à la faiblesse du baigneur, à la chaleur, à la durée de l'immersion. Il est donc impossible d'établir *à priori* le nombre et la température qui conviennent le mieux ; la chaleur et la sensibilité ne sont pas absolues, elles varient pour chaque personne, suivant le temps et les parties du corps ; en tenant compte des prescriptions, il faut s'en rapporter encore plus aux sensations qu'au thermomètre.

Le baint rès-chaud, 40 à 45°, détermine une rubéfaction générale àl a façon du sinapisme, il est donc révulsif à large surface, il aiderait à la résolution de certains engorgements strumeux ; il produit localement une puissante révulsion, mais en raison de son énergie, on ne peut guère l'employer qu'aux membres inférieurs.

Dans le bain chaud, 35 à 40°, le pouls est accéléré, mais large et compressible, la respiration devient fréquente, la peau rougit, s'injecte, se tuméfie et se couvre de sueur. Ce bain active la circulation, et secondairement tous les actes nutritifs et sécréteurs ; il imprime aux humeurs une force d'expansion qui congestionne tout à la fois les téguments, le cœur, les poumons et le cerveau. On prévient quelquefois le vertige et la fluxion, par l'eau froide ou par un pédiluve.

On use du bain chaud pour obtenir une réaction, pour détourner un mouvement fluxionnaire; mais ici, le calorique étant plus élevé que celui du corps, la poussée passagère est suivie d'un effort contraire, en sorte que l'action définitive est l'affaiblissement. Le bain chaud laisse de l'oppression, de la céphalalgie, de la soif, de la fatigue, des rêvasseries; il éteint la calorification, il épuise les sujets qui ne peuvent pas fournir à la dépense des sueurs.

Le bain chaud dans lequel il faut toujours considérer le soufre, ne convient qu'aux malades vigoureux qui ne redoutent point les congestions, aux scrofuleux, aux lymphatiques, atteints d'hydropisie, d'engorgements, de vieilles plaies, de maladies affectant le parenchyme osseux, et que l'on modifie encore plus par la chaleur que par le soufre. Il réussit aux rhumatisants, au moins lorsque le cœur et le cerveau ne sont pas compromis, auquel cas on borne le bain aux membres inférieurs ou jusqu'aux lombes.

Le bain tempéré, 30 à 35°, fait éprouver une sensation indifférente ou agréable; on peut le prolonger beaucoup plus que les froids et les chauds, il abaisse le pouls et produit une sédation d'autant plus vraie qu'il n'y a pas de réaction; il est donc applicable aux phlegmasies aiguës, et rien ne saurait égaler le bien-être qu'on obtient au moment de la fièvre et dans les affections des organes urinaires. C'est le seul que l'on doive conseiller aux personnes débilitées.

Nous recevons des malades auxquels on avait défendu toute espèce de bains, par exemple ceux qui ont une irritation permanente du larynx. Nous croyons que la prudence est ici exagérée : le bain sulfureux n'affaiblit pas comme les autres; l'immersion jusqu'à la bouche, et quelquefois l'immersion prolongée leur conviendrait surtout pendant la fièvre, il suffit de les garantir de l'impression de l'air.

Le bain tiède, 25 à 30°, avec une température inférieure à celle du sang, fait éprouver une sensation de fraîcheur et d'énergie : c'est celui qui réussit le mieux dans toutes les affections chroniques de l'utérus, l'hystérie, les névralgies, les troubles menstruels.

Le bain frais, 20 à 25°, soutire encore plus du calorique extérieur en donnant une impression de froid et de concentration; il est calmant et sédatif quand il est court; si on le prolonge il tonifie, resserre et pâlit la peau, il ralentit les mouvements du cœur, en augmentant l'urine et les autres sécrétions. Après le bain, les linges et le lit doivent être peu chauffés, sous peine de contrarier les effets qu'on se proposait. En prescrivant ce bain, il importe surtout de limiter le temps ; la résistance est incertaine chez les vieillards et les enfants, on doit leur éviter toute espèce de fatigue; il pourrait en résulter une hyposthénie sans ressource, une fluxion vers l'organe affecté. Les bains frais sont capables de régénérer le tempérament strumeux; nous les donnons aux enfants pâles, chétifs, et peu développés, aux femmes impressionnables, travaillées par l'irrégularité de la menstruation, par les pertes, les troubles digestifs ; par la vie sédentaire et factice des villes.

Il est très-essentiel de surveiller l'action des bains, alors surtout qu'il s'agit d'une affection de la poitrine; peu de personnes faibles en peuvent supporter avantageusement plus de vingt à vingt-cinq. Avant l'immersion, un exercice violent provoque la sueur et déprime les forces; après le bain il excite une perturbation générale, et met les téguments dans un état de turgescence qui s'accroît dans l'eau chaude et repousse l'absorption; c'est au moins un bain perdu.

Une transition lente est nécessaire après le bain ; l'air frais contrarie l'expansion et crispe les téguments que la chaleur a rendus plus sensibles; il convient que l'effet du bain se prolonge et s'épuise au repos.

L'eau prise en même temps que le bain peut donner trop d'excitation, il est quelquefois bon d'arriver aux deux moyens par gradation, après avoir combattu l'éréthisme nerveux et rétabli les fonctions de la peau.

Rarement il est avantageux de mitiger le bain, si ce n'est chez les sujets disposés aux maladies du cœur, aux congestions; en les affaiblissant, vous prévenez une douteuse excitation, mais vous atténuez l'effet de l'acide sulfhydrique. Au lieu des additions que la chimie ne justifierait pas, il est mieux de laisser aux agents naturels et leur composition et leur simplicité. On pense moins à corriger les eaux quand on les approprie aux besoins du malade, en réglant l'hygiène et la médication.

Toutefois, pour les affections cutanées, il n'est pas indifférent d'avoir l'eau pure ou mitigée, le bain tiède ou le bain chaud, suivant que l'on recherche la sédation ou la poussée. C'est l'eau douce qui convient à l'état aigu, la chaleur et la sulfuration modifient plus aisément les maladies chroniques.

Le bain sulfureux est à la fois plus calmant et plus facile à supporter que le bain simple; avec une température ménagée, on peut le prolonger bien au delà d'une heure; il est rare qu'il n'ait pas un bon effet quand on s'y trouve bien; il est donc permis de l'employer avec persévérance dans les affections chroniques indolentes. Pour juger de ces moyens nous n'avons qu'à observer les cures obtenues dans les établissements où la richesse minérale est remplacée par l'abondance et la thermalité. Ces sources, qui d'ailleurs sont les plus recommandables, sont condamnées par leur faiblesse, à la violence, à la longueur des applications.

Les asthmatiques, les sujets atteints de palpitations, ne peuvent pas se plonger dans le bain; au lieu de subir tout d'un coup la pression du liquide, ils doivent procéder lentement à l'immersion, et garder le niveau qui laisse à la respiration toute sa liberté. On peut encore fixer la tête au bord de la baignoire et soutenir sans fatigue et longtemps le poids du corps à moitié supporté. Mais c'est plutôt avec le bain de siége, ou mieux le demi-bain, qu'il convient de procéder pour les cas de ce genre. Ainsi nous obtenons une révulsion lente en épargnant aux organes pectoraux la pression douloureuse opérée dans un milieu trop dense.

Pour prendre un bain dans les meilleures conditions, le baigneur se lève de bonne heure, il s'habille de laine, et s'il ne se fait pas transporter, il sort bien enveloppé, la bouche et le nez couverts pour éviter l'air du matin. Il quitte ses vêtements et se frictionne en aspirant la vapeur du bain que l'on prépare. Quand la poitrine ou la tête sont menacées, il reçoit l'eau chaude sur les pieds pour détourner la congestion. La baignoire étant pleine, il s'y place lentement et s'arrête au niveau qu'il ne peut dépasser sans oppression. Cela fait, il couvre la baignoire en laissant un espace qui permet d'aspirer la vapeur et les gaz ; il se livre à quelques mouvements de massage et de friction, il boit un peu d'eau sulfureuse avant de quitter le bain, se fait sécher avec du linge chaud couvert de flanelle, et s'habille promptement; il demande au besoin un pédiluve, et se sert de la chaise à porteurs pour regagner sa chambre. Il entre dans un lit chauffé au moins aux pieds, il se couvre modérément, sans se condamner à l'immobilité, sans chercher à transpirer. Après une heure de sommeil ou de repos, il se lève et s'habitue à la température extérieure avant de sortir; enfin, pendant le jour, il évite avec soin la fatigue, l'air frais, et tout ce qui pourrait arrêter le mouvement vers la périphérie.

Bains prolongés. — L'emploi du bain prolongé n'est pas encore admis; cependant l'effet de l'immersion étant jusqu'à un certain point relatif à sa durée, il est de toutes les médications, la plus antiphlogistique et la plus émolliente ; il serait indiqué particulièrement dans le cours des maladies chroniques des glandes et des os, des téguments, de la vessie; dans les engorgements strumeux, lymphatiques ou goutteux, l'arthrite, le rhumatisme. Avec une piscine il serait possible d'arriver aux résultats qu'on obtient à Loesch : il ne faut pour cela que de l'eau.

Bains aromatiques. — Le bain aromatique est probablement de tous les bains celui qui affaiblit le moins et qu'on peut supporter le plus longtemps. Il exhale une senteur que j'appellerai naturelle et sympathique au système nerveux. La sédation qu'il détermine, laisse à la peau de la souplesse, et aux membres de l'agilité. Il augmente la vigueur et l'appétit, en modérant la sensibilité. Après un bain aromatique on remarque souvent une sorte de calme qui repose du traitement et permet de le poursuivre. On ferait un long chapitre en rapportant les expressions dont se servent les baigneurs pour exprimer le bien-être qu'ils éprouvent.

Au moyen de ce bain on peut calmer l'agacement, l'état nerveux, les douleurs lombaires, celles qui sont liées au système utérin. J'ai combattu la faiblesse occasionnée par les pertes nocturnes, le *delirium tremens* et la chorée.

Bains de pieds. — Le pédiluve sulfureux intervient avec fruit, dans le traitement des maladies chroniques, il est préférable ou vient en aide aux autres bains quand le temps se refroidit, quand il y a de la toux, de l'oppression, des phénomènes cérébraux. En ramenant la chaleur vers les extrémités, il fait cesser une indisposition fréquente chez les catarrheux, il provoque la sueur et prévient les fluxions ; il délasse, il dissipe la céphalalgie occasionnée par la chaleur, par la douche ou l'inhalation.

En général nous préférons le pédiluve après le bain au pédiluve préventif. Ce dernier, s'il n'a pas d'indication précise, est inutile et ne dispense pas de celui qui serait nécessaire après le bain. Dans la baignoire, on le prend avec peine, et la température est souvent exagérée. Certains malades ne sauraient être sans danger abandonnés à eux-mêmes, quand ils sont debout et peu vêtus. La révulsion n'est pas sans inconvénient, chez les femmes surtout, elle peut augmenter, avancer, prolonger la fonction périodique.

Le pédiluve est donné quelquefois légèrement et détermine un effet contraire à celui qu'on se proposait ; il est émollient quand il est tiède; à un degré trop élevé il réagit sur des vaisseaux et produit un effet comparable à l'ébullition, un accroissement de chaleur générale, une excitation qui se propage à l'organe menacé. Avec l'eau tempérée, on attire vers les pieds une fluxion qui dure plus longtemps et reste sans effet sur la circulation. L'immersion doit finir quand la moiteur est déclarée, mais il est bon de laisser le malade au repos avant de l'exposer à l'air sous peine d'amener la congestion qu'il fallait détourner. Les médecins du Nord redoutent plus que nous l'impression de l'air, et pour ce motif préfèrent ordonner le pédiluve avant la nuit : c'est une bonne précaution qui perd son but pendant l'été.

Douches. — La douche est un moyen perturbateur dont les effets complexes tiennent tout à la fois, des médications dérivative, stimulante et résolutive; elle réunit les bénéfices de l'étuve et du bain chaud, et se prête à des applications très-variées par rapport au jet du liquide; à sa chaleur, à sa durée; elle est pour l'hydrologie, le plus puissant auxiliaire; elle est encore le dernier terme auquel on arrive par gradation et seulement chez les baigneurs qui ont assez de résistance et de vitalité, pour passer impunément d'une excitation vive à l'état de prostration. Il en résulte que la pratique est délicate et l'erreur dangereuse; il est difficile de mesurer, d'un côté l'orage circulatoire, et de l'autre l'hyposthénie amenée par la déperdition.

Le soufre est ici secondaire et la chaleur vient en première ligne; elle produit ce que n'obtiendrait pas le principe sulfureux. Son importance est encore dans la manœuvre aidée par la pression, le massage, la percussion; il existe une grande différence entre deux douches qui sont inégalement administrées, et pour savoir jusqu'où peuvent aller la patience et l'habileté d'un doucheur exercé, il suffit de rappeler les résultats qu'un rebouteur ignare obtient du maniement aveugle, mais prolongé, d'une surface articulaire.

La douche chaude sulfureuse, congestionne les téguments,

les poumons et le cerveau ; elle imprime à la circulation la plus haute énergie, elle provoque la sueur, et par suite, une sédation proportionnelle aux pertes éprouvées. Rien n'est plus propre à favoriser le mouvement des humeurs, à détourner une fluxion, à résoudre un engorgement, en un mot à réaliser la médication dépurative.

La température ordinaire de la douche est de 40 à 45°, on ne la dépasse guère que chez les malades vigoureux, peu irritables, non sujets aux palpitations, aux congestions de la poitrine ou de la tête, et qui peuvent transpirer sans inconvénient. Le jet chaud serait pénible ou dangereux pour les personnes affaiblies, qui ne supportent pas la turgescence de la peau, la diaphorèse et l'anéantissement qui suit l'application de la chaleur. Dans ce cas, nous préférons la douche sèche et tempérée, dans un air qu'on peut renouveler.

Les baigneurs d'Allevard sont à demi couchés sur un plan incliné pour recevoir la douche. Cette situation est la plus commode et la meilleure pour relâcher les muscles, pour varier les attitudes, pour se prêter aux manœuvres du doucheur. Le siége qu'on emploie le plus souvent à Aix, est réservé pour les cas où la position verticale est exigée. Pour les mêmes causes, se présente l'indication de doucher le malade ayant les pieds dans une eau chaude; je voudrais que pour chaque douche il y eût deux garçons et un bain de pieds.

On se réduit le plus souvent à une seule douche ; il serait logique de proportionner leur puissance et leur nombre à la nature de l'affection et à la résistance du sujet. J'ai fait doucher deux fois par jour avec un plein succès, mais on hésite à quitter la routine à laquelle on obéit partout. Dans un travail retrouvé par le docteur Lacour, Pauthot, doyen de Lyon, écrivait en 1700 : L'occasion d'aller souvent à la douche est de « guérir plus parfaitement : d'où la convenance « de peu suer, afin de pouvoir sans exciter la fièvre et l'al- « tération, réitérer le moyen. A cinq heures du soir, on soupe

« légèrement, on trempe extrêmement son vin, et à neuf « heures, on retourne à la douche, qui est la bonne, et plus « utile, car on conserve toute la nuit cet esprit balsamique « qui se dissipe durant le jour, quand on est levé et qu'on « agit. » Il attribue à la douche répétée, sa propre guérison d'une hémiplégie en dix jours (Citation du Dr Guilland).

Le bain est pour la douche un adjuvant, une bonne préparation; ils peuvent marcher de front toutes les fois qu'on veut donner à la médication l'énergie qu'elle comporte. Le plus souvent c'est la douche qui précède le bain; je préfère un ordre inverse, parce que, la peau étant congestionnée, la partie qui reçoit le jet supporte la chaleur plus aisément: il en résulte une moindre perturbation. Pour donner la douche en premier lieu, on disait que l'excitation de la peau est calmée par le bain; mais c'est précisément cette excitation qu'on recherche et qu'on entretient pendant une heure au moyen des sueurs. Il n'est pas de règle fixe à cet égard.

Le malade est dans un état violent quand il sort de la douche, il a de la fièvre et de la soif, il respire avec peine; on l'asphyxie sous les couvertures qui servent à l'emmaillotter, au risque de fluxionner les poumons et le cerveau: cette opération doit être surveillée, quand il est faible ou sujet aux congestions, aux vertiges, à la syncope; on prescrit une infusion chaude ou de l'eau sulfurée quand la transpiration s'établit lentement, quand les forces ne suffisent pas à la déperdition.

Le douché conserve assez longtemps une grande faiblesse, une susceptibilité qui lui fait redouter l'exercice et l'impression de l'air; il devra se vêtir chaudement, mais sans pousser à la transpiration, se coucher de bonne heure et demander au repos de la nuit le complément de la médication.

La partie qu'on a douchée reste chaude, rouge, fluxionnée, sensible; si l'on fait après la douche un exercice violent, ce n'est plus la peau seule qui est excitée, mais l'organisme entier, ce trouble général contrarie le traitement et peut déterminer la congestion qu'on voulait détourner. Il faut donc éviter après la douche et pendant tout le jour, l'équitation, la fatigue, les courses longues.

La douche, en produisant une perturbation générale et subite, anémise quelquefois le cerveau par la révulsion qui se fait à la périphérie : telle est la cause de l'asthénie que l'on observe chez les sujets dont les capillaires s'injectent facilement.

Il faut une attention sérieuse et soutenue, pour ordonner une série de douches, la première est bien supportée quand elle est faible; mais pour peu qu'elle soit chaude, elle épuise et brise pour plusieurs jours. A moins d'une indication particulière, il est bon de commencer par une température modérée : on habitue ainsi la peau et l'on évite un état fort pénible. En aucun cas il ne faut ordonner une seconde douche, avant de constater les effets de la première.

Des malades sont incommodés par la vapeur qui se dégage pendant l'opération : quand on la supprime on élève aisément la chaleur, on la rend plus supportable. Il est encore possible d'augmenter la force de la douche et de prévenir la congestion en tenant les jambes dans l'eau chaude, ainsi qu'on le pratique à Aix. La règle sûre est de proportionner le degré de température à la force du malade et à son âge ; on la tolère beaucoup mieux par un temps frais; au milieu de l'été elle exige un repos plus complet.

Pour obtenir les meilleurs effets de la douche, il est des précautions qui n'échapperont pas au médecin ; indiquons les plus élémentaires : préluder par un bain, par une étuve, au moins par le repos ; être calme et sans fièvre et à jeun, se couvrir d'un manteau de flanelle, élever peu à peu la température du cabinet, diriger sur les pieds le premier jet, y concentrer plus de chaleur et la réduire en allant vers le tronc, la poitrine et la tête ; faire changer rapidement le point douché, aider l'opération par la friction de la brosse ou de la main ; la compléter par la pression, le massage, la percussion ; épuiser l'eau sur les extrémités, s'essuyer promptement avec du linge chaud recouvert de flanelle, en ayant soin de ne pas charger la tête comme on le fait ; se laisser transporter dans un lit chauffé de préférence aux pieds ; transpirer une demi-heure, un peu plus, un peu moins, suivant l'indication, et dormir, s'il se peut ; alléger à propos le poids des couvertures, se sécher avec soin, se découvrir bien lentement pour s'habiller, et passer graduellement à l'air extérieur. Rarement il est avantageux de provoquer ces sueurs profuses que recherchent les baigneurs et dont le bénéfice est au moins incertain.

La douche anéantit quelquefois par l'excès de chaleur ou de transpiration, et fortifie quand elle est tempérée ; elle pourrait modifier chez les enfants les débiles constitutions. La sudation est sans danger dans toutes les maladies qui ne compromettent pas les fonctions de l'hématose. On s'en abstient dans la fièvre hectique ou continue, quand le malade est oppressé, affaibli, émacié, quand il ne supporte pas l'abondance des sueurs. Il faut user de discrétion, toutes les fois qu'on est en présence de l'état aigu, de jeunes gens irritables ou disposés à la phthisie. Il ne faut pas moins de précautions pour un âge avancé ; cependant, les vieillards ont perdu peu à peu leur sensibilité, leur poumon sans arriver à l'inertie de l'utérus, devient moins susceptible, et les sympathies qui l'unissaient aux autres appareils sont moins étroites, il supporte une excavation comme le sein ou l'utérus tolèrent un cancer après l'âge critique.

La douche générale s'applique avantageusement au rhumatisme et à l'arthrite, aux affections rebelles de la peau, aux maladies chroniques étrangères au cœur et aux gros vaisseaux. Dans l'angine et les affections du larynx, on dirige le jet sur la nuque, sur le cou, le rachis, les épaules, mais non sur le siége du mal, excepté quand il est indolent.

(Un bonnet de toile cirée garantit suffisamment la chevelure de l'humidité.) Dans la pleurésie chronique, on pourrait le faire tomber sur les points douloureux ; on s'éloigne avec soin, du foie, du cœur et des poumons, et c'est avec une grande réserve qu'on emploie la douche directe, alors que la tuberculisation est imminente; mais le massage et les frictions peuvent être pratiqués avec des précautions sur toutes les surfaces.

Tant que dure l'état aigu, on fait bien de porter la douche un peu loin de la partie souffrante, on recherche la dérivation, mais quand le mal devient chronique, il est plus avantageux de rallier son siége et d'activer la circulation.

On demande à la douche, tantôt l'excitation directe et tantôt la révulsion. La première, dans les engorgements chroniques indolents du tissu cellulaire et de la peau, des articulations, des glandes, plus rarement des viscères abdominaux, sur la colonne vertébrale, chez les sujets débilités, épuisés par les excès, 2° la révulsion quand on veut rappeler le sang vers les extrémités pour déplacer une fluxion.

Douches de vapeur. — On use beaucoup moins de la douche à vapeur, attendu que nos malades réclament rarement une haute température, et la plupart ne supporteraient pas le degré nécessaire à la vapeur, pour avoir un effet sensible. Toutefois l'impression développée par la vapeur est moins pénible que celle de l'eau; cette douche a de plus l'avantage d'adoucir, de ménager le jet, elle peut s'appliquer à la partie malade, à la poitrine, sur le cou, à l'épigastre; elle pourrait servir à la résolution des tumeurs glandulaires et des engorgements abdominaux, du rhumatisme ancien, de l'arthrite, du goître, des maladies du larynx et du pharynx.

Douche locale. — Pour la douche locale, il n'y a pas d'installation particulière, mais les portes des cabinets sont percées à des hauteurs correspondant aux membres que l'on veut doucher. Il en est un qu'on peut ouvrir en face du malade assis, pour lui faire aspirer la vapeur. Mieux vaut dans tous les cas faire entrer le baigneur dans le cabinet, en préservant par une sorte de bouclier, les parties qui doivent être préservées.

On fait impunément tomber un jet de 45° ou 50°, sur les pieds et les mains des asthmatiques, des catarrheux des personnes irritables ; on peut traiter ainsi les malades atteints d'hypertrophie du cœur, ce serait impossible en leur faisant respirer la vapeur d'une étuve, il en résulterait une fatigue extrême, une perte de forces excessive et sans profit. Un moyen terme, consiste à doucher sans vapeur en portant la fluxion vers les extrémités.

La douche locale est employée dans les engorgements lymphatiques rhumatismaux, des articulations, la tumeur blanche, les contractures... Le docteur Rigollot cite une guérison fortremarquable, obtenue en peu de temps par la vapeur et la douche locale. Il s'agit d'un ouvrier mécanicien qui portait depuis trois ans au genou gauche une hydrarthrose à laquelle ne restait que la ressource de l'amputation.

Cette douche excite la transpiration et n'a pas l'inconvénient de congestionner la poitrine et le cerveau, elle remédie aisément à une indisposition pénible et fort commune aux maladies des organes respirateurs, au froid des extrémités. Il n'est pas de moyen plus certain de réchauffer les pieds, de ranimer la circulation sous-cutanée, dans l'asthme, le catarrhe, la chlorose, la céphalalgie, les affections de la gorge et du larynx qui demandent la révulsion ; dans les états nerveux qui entravent souvent la calorification. Nous avons vu se prolonger pendant deux jours, la chaleur provoquée par la douche locale, avec massage et percussion. Appliquée sur les pieds, les jambes, les reins, le périnée, la douche est un des meilleurs moyens de rappeler les fonctions périodiques.

Douche écossaise. — La douche écossaise est un moyen d'élever la chaleur du jet, de varier, de prolonger son application, de la faire tolérer par l'alternance. L'opposition des deux liquides tonifie autrement que la chaleur, elle accroît par le répit, la résistance de la peau, sans atteindre à l'excès de sédation ou d'éréthisme. Les deux effets semblent se modérer, se soutiennent mutuellement, mais l'ensemble atténue le résultat définitif. La douche écossaise est un excitant, un adjuvant, elle n'a ni les propriétés du froid ni celles de la chaleur, et ne peut revendiquer une action spéciale. Elle constitue une ressource exceptionnelle, qu'on ne saurait employer, dit Rigollot, ni chez tous les sujets, ni dans beaucoup de maladies. Elle trouve son application chez les sujets très-irritables dont il faut ménager les sensations, quand on veut exciter ou répartir également le fluide nerveux et la circulation.

Douche ascendante. — Il faut bien distinguer ici, la douche à injection et la douche gutturale. La première, destinée aux affections de l'utérus et du rectum, est administrée par l'appareil ordinaire au-dessus d'une fosse qui reçoit les déjections. L'injection distendant le rectum d'une manière continue, sollicite ses contractions, le vide plusieurs fois, et peut vaincre la constipation. On peut combattre ainsi les pneumatoses, les digestions laborieuses, les pesanteurs, les spasmes de l'intestin, la disposition hémorrhoïdaire et les fissures, la chute du rectum, l'atonie des sphincters, l'incontinence après l'opération de la fistule, la paralysie de la vessie, l'engorgement de la prostate et les pertes séminales.

Nous avons fait cesser d'anciens écoulements, par cette douche, ou bien par l'injection pratiquée dans le bain, avec l'irrigateur ou le siphon. C'est ainsi que fut rappelée la menstruation supprimée depuis cinq ans. On ajoute beaucoup à l'action de la douche, en combinant l'injection froide avec le bain. Les lotions suffisent pour guérir la leucorrhée vaginale, et quelquefois l'érythème du col ; pour les écoulements cervicaux l'injection doit baigner la muqueuse directement ; il faudrait un jet continu aidé par le repos, lorsque la leucorrhée se lie au lymphatisme, à l'adénite, à l'herpétisme.

2° La douche gutturale ou faciale, est un filet ténu dont on peut graduer la force d'impulsion, le volume et la chaleur. On la reçoit assis, ou mieux debout; on la dirige à volonté sur tous les points, mais surtout vers les yeux, les oreilles, le pharynx et les fosses nasales. Pour comprendre ce qu'on en peut espérer dans l'angine chronique et celle du larynx, il suffit de savoir qu'avec un jet tiède et faible, on calme promptement la cuisson de la gorge, et qu'en lui donnant toute sa force, on détermine en peu de temps, la douleur, la rougeur, la congestion et la phlogose. Le malade est souvent incommodé, le premier jour quand il reçoit la douche entière, on se trouvera mieux de ménager le jet, rarement on a besoin de lui laisser toute son énergie.

Parmi les affections combattues le plus souvent par la douche gutturale, nous citerons le coryza, la pharyngite catarrhale ou granuleuse, l'aphonie, l'engorgement tonsillaire, la surdité qui dépend de l'angine. Il est des malades chez lesquels cette douche entretient une constante diaphorèse. L'un d'eux nous assurait qu'après son injection, il éprouvait la sensation que donnerait une pièce neuve appliquée sur son gosier. Nous joignons à ce moyen, l'inspiration nasale, ou reniflement qui se fait dans le bain ou au dehors, et que nous recommandons comme le traitement le plus certain du coryza chronique.

CHAPITRE IV

BAINS DE PETIT-LAIT

Le petit-lait, que le docteur Carrière appelle une eau minérale organique, est un médicament variable autant que sa composition. Il est faiblement laxatif, en raison des sels qu'il contient, et nutritif au point de servir à l'alimentation des animaux et des bergers. Les Allemands le recommandent comme un liquide non azoté, dans les cas où l'azote est en excès. Celui de vache est plus facile à digérer que ceux de chèvre et de brebis.

Il y a trois sortes de petit-lait, le premier seul conserve un peu de la saveur du lait, il est blanchâtre et sans acidité, il retient des flocons blancs, un peu de beurre et moins de caséum; c'est celui que l'on boit et que l'on trouve dans la Suisse. On le prépare avec du lait frais au moyen de la présure, ou de l'acide obtenu par la fermentation du petit-lait. Il est aqueux, verdâtre et moins animalisé, surtout après la filtration, quand on l'a dépouillé par un acide, avec ébullition. Un bain de ce petit-lait coûterait environ 25 francs et guère moins dans l'Appenzel.

J'use du petit-lait pour tempérer l'action des eaux ou des chaleurs, pour maintenir la liberté du ventre, ou seulement pour remplacer la tisane qui fatigue l'estomac sans aider à la nutrition : je l'emploie dans la bronchite et la phthisie commençante, avec fièvre, céphalalgie, constipation ou sécheresse de la peau; dans les troubles nerveux, l'état bilieux, les maladies du cœur, du foie, de l'utérus, les dartres, les éruptions ramenées par le printemps, quand l'action de la peau restreinte pendant l'hiver se réveille aux premières chaleurs. Enfin je ne doute pas qu'on ne puisse obtenir des résultats heureux, par la cure du petit-lait chloruré suivant l'initiative du docteur Latour.

Le second petit-lait s'obtient avec les coulées du fromage et du beurre mélangées ; on le traite avec un liquide plus fort, aiguisé quelquefois d'acide sulfurique ; il contient une très-faible quantité de matière butyreuse, il est un peu acide et ne peut servir à la boisson.

Pour le troisième, une plus forte portion d'acide sulfurique épuise le lait de tout principe assimilable, il est absolument impropre à nourrir les pourceaux, il est âcre, corrosif et répand une odeur repoussante.

C'est le second petit-lait que l'on reçoit à Allevard. Il est blanchâtre, onctueux et point désagréable à l'odeur ni au goût, mais toujours sa réaction est fortement acide. Comme sédatif on ne doit l'employer qu'à l'état frais, il aigrit vite et prend une odeur forte, aussi le fond des baignoires se corrode en peu de temps. Il en résulte que le même liquide ne produit pas deux fois le même effet, la seconde baignée détruit ou modifie celui de la première.

Le bain de petit-lait pur est franchement sédatif, non-seulement de l'enveloppe cutanée, mais aussi de l'organisme entier, il l'est à un plus haut degré que celui d'eau douce, il calme le prurit, la douleur, il modère sensiblement les contractions du cœur, et laisse du bien-être, avec un sentiment de fraîcheur ou de froid général, suivant le temps.

Même à la température de 28 à 30°, le petit-lait impur excite le prurit, il irrite, il rubéfie légèrement et fait naître une éruption vésiculeuse, quelquefois dès le premier jour, quand la peau est entièrement saine, un peu plus tard chez les personnes affectées de lésions profondes. Cet effet qui ne manque guère, est produit ordinairement par le second ou le troisième bain. Ce petit-lait agit en raison des acides qu'il contient ; loin d'affaiblir, il ranime la circulation sous-cutanée qui languit, lorsqu'un travail chronique a lieu sur les organes ; il fait baisser le pouls et le régularise. Chez quelques malades, la fièvre tombe, et l'appétit se fait sentir ; plus rarement la stimulation des téguments se propage à l'estomac. En somme, le petit-lait impur n'agit d'abord que sur la peau, et quand il n'est pas directement sédatif, il le devient, par la stimulation qu'il porte à la périphérie. Il ne faut pas perdre de vue qu'il produit une simple révulsion ; on se tromperait donc en plaçant dans un bain de ce genre les malades atteints de récentes dermatoses. On obtient la sédation immédiate avec le bain de son, d'amidon ou de lait, il suffit, pour ce dernier, d'ajouter à l'eau douce 30 ou 40 litres de bon lait.

Les deux sortes de bains produisent des résultats que nul autre moyen ne peut revendiquer ; cette médication encore peu connue en dehors d'Allevard, est une sorte de correctif et d'antagonisme à la sulfuration, et comme tous les agents de la thérapeutique, une arme à deux tranchants qu'il faut savoir utiliser.

CHAPITRE V

INDICATIONS

Les médecins qui ne peuvent pas se déplacer veulent être fixés sur la valeur et les attributions de chaque source; or dans un établissement pourvu d'un arsenal complet, sous un climat qui est lui-même une vraie médication, est-il possible de préciser les résultats que l'on peut obtenir, de moyens balnéaires aussi différents que la douche et la boisson, que l'inhalation froide et le bain de vapeur, que le soufre et le petit-lait? Tout dépend de l'à-propos et de l'inspiration qui n'admet pas de règle; en faisant un programme on risque de tomber dans les extrêmes qu'on reproche aux médecins des eaux, la sobriété dans les indications ou la banalité.

Les eaux ne sont point des panacées, mais on restreint leur horizon quand on n'y voit qu'un élément unique ou spécial correspondant à un ordre d'affections. Dans les eaux, il faut comprendre un ensemble de moyens qui s'aident, qui se multiplient par leur combinaison, c'est une vie nouvelle; aussi les états morbides que les eaux sulfureuses modifient sont fort nombreux, on peut encore les étendre beaucoup, suivant les cas et les méthodes employées. Si on veut considérer combien d'applications a reçues chaque substance médicale, on absout le médecin qui fait complaisamment l'inventaire de ses thermes, on ne repousse pas des résultats qui contrarient les idées préconçues. Ne voit-on pas réussir en même temps des traitements fort opposés? Avec l'âge on apprend à douter, on ne nie plus, et l'on affirme peu, on s'attribue moins de part aux guérisons.

L'eau d'Allevard tonifie? elle active la nutrition, elle ajoute aux forces de la vie, contrairement aux composés salins qui agissent par l'irritation de la muqueuse intestinale; elle produit un mouvement périphérique, et fixe l'équilibre entre la peau et la muqueuse, entre la perspiration pulmonaire et les sueurs. C'est par un effort d'expansion qu'elle active la circulation et les actes nutritifs, et qu'elle modifie les éruptions cutanées, les sécrétions muqueuses...

L'eau sulfurée convient de préférence aux sujets lymphatiques, aux affections dérivant d'un vice constitutionnel, à toutes les diathèses, au vice rhumatismal, aux maladies chroniques de la peau et des muqueuses, à celles surtout qui sont entretenues par la répercussion, l'insuffisance ou l'arrêt des fonctions cutanées, le catarrhe, la bronchorrhée, l'asthme, le coryza, les phlegmasies du larynx et l'aphonie; enfin je ne crois pas qu'il existe pour la phthisie, des conditions plus favorables que celles d'Allevard. Quelques médecins s'attachent à l'idée que les sels alcalins s'ajoutent aux noyaux crétacés, ayant pour but, la guérison, l'immobilisation du tubercule.

Dans le rhumatisme où la chaleur a plus de part que le soufre au traitement, nous donnerions la préférence à la rivière hyperthermale d'Aix; nous agirions ainsi, toutes les fois que le cœur doit être surveillé; il en est autrement, lorsque le médecin cherche moins la thermalité que la sulfuration.

Les maladies récentes de la peau réclament ordinairement un bain moins énergique et peut-être l'eau douce. Les vieilles dermatoses, les aspects si variés de l'herpétisme extérieur, semblent particulièrement s'adresser à Uriage, alors surtout que le sujet peut supporter les purgations; cependant nous avons vu disparaître en peu de temps des eczémas chroniques, des taches herpétiques, des couperoses, des acnés rebelles à ces eaux.

La Savoie peut encore revendiquer les paralysies, les hémiplégies, les désordres nerveux qui cèdent à la longue, à la chaleur, au douchage que nulle part on ne peut rendre aussi complet.

L'asthme pur, l'asthme nerveux, étranger aux lésions du cœur, cède facilement à l'inhalation, à la douche, aux demi-bains. Pendant l'accès on porte le patient dans la salle froide, on le soumet à la douche aussitôt qu'il est possible : il est d'abord sensible au contact du liquide ; mais bientôt à l'oppression succède un état de bien-être, et quelquefois une faiblesse qui dépend bien plus de la médication que de l'accès. Celui-ci ne revient pas, tant que dure l'impression. Je ne prétends point à la guérison de tous les asthmatiques, mais, j'affirme que pas un seul de mes malades n'est parti sans éprouver au moins un grand soulagement. J'ai vu trois fois dans la même journée, un asthmatique au milieu d'un accès suffocant, reprendre haleine dans la salle d'inhalation, et s'endormir peu de temps après. Un ecclésiastique arrivant pour un catarrhe accidentel, avait un asthme depuis trente ans ; à la première aspiration il ne sentit plus d'oppression et le mieux s'est soutenu. S'il fallait rechercher la spécialité d'Allevard, c'est l'asthme assurément que je désignerais, il n'est aucune maladie à laquelle s'adressent mieux les aspirations froides.

Que se passe-t-il dans l'emphysème ordinairement? les vésicules distendues outre mesure par des efforts subits ou répétés, ont perdu leur ressort, elles restent contractées par le spasme, ou dilatées par l'atonie qui ne permettent plus d'admettre l'air extérieur, ni d'expulser celui qu'elles contiennent. Cet état cède aux aspirations de l'hydrogène sulfuré : n'est-ce pas le même effet, une sorte d'anesthésie qui calme si souvent la toux, l'oppression, le coryza? Le coryza n'est pas seulement une indisposition commune et fort gênante, il est encore l'occasion ou le début des bronchites, des bronchorrhées, des catarrhes sans fin, réveillés par les premiers froids. Il est rare qu'un accès d'asthme ne soit pas annoncé par un éternument, par une sensation pénible aux paupières, aux sinus frontaux, par un spasme commençant dans les fosses nasales. La guérison du coryza, trop souvent regardé comme incurable, serait donc un bienfait pour un grand nombre de personnes; il serait encore plus intéressant, de prévenir les maladies qui sont le cortége ordinaire de l'hiver. Il est certain que les malades les plus tourmentés par le rhume de cerveau ne s'en plaignent plus, et qu'ils sont bien moins impressionnés par l'air quand ils ont inspiré l'eau sulfurée.

Pendant la cure on voit souvent résoudre les œdèmes que l'âge, ou la convalescence ont laissés aux membres inférieurs; aussi, pouvons-nous espérer du soulagement dans les hydropisies, abstraction faite des lésions qui les font naître.

Les enfants des grandes villes se fortifient par l'usage des eaux qu'ils boivent avec plaisir. Le hasard m'en a fait rencontrer un certain nombre qui avaient eu le croup, et j'ai pu m'assurer qu'ils perdaient la sensibilité de la muqueuse pulmonaire; il est vrai que je m'attache à préserver du froid les jambes et les pieds des enfants, qu'une fâcheuse mode expose trop aux rigueurs de l'hiver; on dirait que le croup se montre plus souvent depuis que cette importation écossaise a pris faveur.

L'eau d'Allevard combat les dyspepsies, les aigreurs, les pneumatoses; elle excite la faim, favorise les digestions, elle met fin à la diarrhée, même à celle des phthisiques.

Parmi les affections génito-urinaires, nous citerons l'écoulement prostatique et les pertes séminales, celles surtout qui sont liées à l'herpétisme, aux habitudes vicieuses... La métrite chronique et les engorgements avec absence de déviation, la dysménorrhée atonique, hystériforme. La leucorrhée rebelle est si commune, que nous devons la mentionner à part. Elle a sa source dans une condition organique, ou seulement fonctionnelle de la muqueuse. Le simple écoulement est une augmentation du mucus acide et normal; dans un second degré, la couche glanduleuse de la membrane cervicale qui en est le siége se développe en acquérant une telle sensibilité, que la sécrétion répond à tous les excitants, même et surtout aux impressions morales, qui bien souvent retardent la guérison. 1° Le travail se propage au corps de l'utérus, aux trompes, à l'ovaire qui peut être le point de départ ou le foyer réflexe. Il est alors accompagné de cuisson, de douleur, de gonflement, d'ulcération. L'écoulement devient glaireux, rougeâtre, irritant et corrosif. Lorsque les soins, le repos et le temps n'amènent pas la guérison, la sécrétion se perpétue, et produit peu à peu l'anémie accompagnée de désordres nerveux, de pesanteur, de constipation, de douleur à l'épigastre à la poitrine, à la région dorsale, qui peuvent simuler de nombreuses maladies.

Le temps n'ayant pas prononcé, loin de nous la pensée, que dans les affections des os, l'arthrite, la carie, etc... l'eau d'Allevard a l'efficacité reconnue par l'expérience à celles de Barèges, elle pourrait au moins s'appliquer aux maladies chirurgicales, aux sujets que la faiblesse ou la longueur du voyage éloignent des Pyrénées. On peut citer bon nombre de guérisons de vieilles plaies, de tumeurs blanches, de lésions occasionnées par les armes à feu : la plus belle dont nous soyons témoin, est celle d'un officier supérieur, que les journaux ont rapportée, il s'agissait d'une balle introduite par l'orbite et qui vingt ans plus tard se frayait une route au travers de la voûte palatine.

Dans les affections du cœur, c'est surtout aux bains mitigés, aux demi-bains, au petit-lait qu'il faudrait confier le traitement.

Toutes les maladies du poumon arrivées à l'état chronique, la bronchite, la pneumonie, la pleurésie, la bronchorrhée sont ordinairement guéries ou soulagées; c'est indiquer ce que les eaux peuvent dans la phthisie. Il est bien vrai qu'elles sont impuissantes sur le tubercule, et qu'elles peuvent en activer le développement. Il en est ainsi de toute médication trop énergique, intempestive ou différée. Mais quelle modification ne peut-on pas déterminer sans toucher aux productions hétérogènes ? un phthisique succombe à l'asphyxie croissante ; il vivrait fort longtemps avec des tubercules débarrassés de leurs complications, et le nombre est très-grand des tuberculeux qui se portent bien dans l'intervalle des fluxions.

Comme les autres excitants, l'eau sulfureuse est dangereuse dans la phthisie aiguë floride, galopante, accompagnée d'un travail incessant ou d'éréthisme; 2° quand il se forme une éruption tuberculeuse, et pas moins au début que dans les autres périodes ; 3° quand la fièvre est continue et provoquée par l'inflammation; mais si le tubercule est au repos, on prévient quelquefois le travail ultérieur, en combattant la bronchorrhée, l'anémie, en un mot la diathèse.

Dans tous les cas, l'eau d'Allevard sera contre-indiquée aussi longtemps que la fièvre persiste, et pour cela le pouls est un guide assuré. Nous parlons de la fièvre continue, de la fièvre hectique; la fièvre accidentelle ou catarrhale est enrayée par l'action des bains et les aspirations.

Application à la phthisie. — Plusieurs confrères m'ont demandé si les eaux d'Allevard convenaient au traitement de la phthisie. Je réponds affirmativement avec la conviction d'une expérience personnelle. Quand elles sont bien administrées, elles peuvent arrêter la marche de la phthisie, circonscrire ou retarder le ramollissement des tubercules, favoriser leur expulsion, et soulager encore à la dernière période. Effectivement, nous voyons cesser la toux qui devance la maladie, et celle qui est accompagnée de crachats purulents, de sueurs et de diarrhée.

Nulle médication n'a le pouvoir de guérir la phthisie parvenue au degré du marasme, elle n'est alors qu'une agonie plus ou moins longue; et quelle cachexie est susceptible de céder, quand elle arrive à cette fin? Mais on prévient assez souvent la consomption, on guérit les états nombreux qui la préparent, les phlegmasies suscitées, entretenues par l'épine tuberculeuse. Il n'est pas rare de trouver à l'autopsie des traces de cavernes, chez les sujets dont la tuberculisation n'était pas même soupçonnée.

Ce que l'eau sulfureuse est propre à modifier, ce sont toutes les altérations résultant de la phlogose, la fluxion, l'engouement, la bronchorrhée, l'induration, qui constituent le cortége ordinaire, et souvent l'origine ou le foyer de la phthisie; c'est encore le lymphatisme et le vice dartreux. Ces éléments sont les matériaux et le terrain des corps hétérogènes, ils conservent toujours une mutuelle dépendance, et dominent suivant des circonstances peu connues; on a fait beaucoup lorsqu'on a pu en détourner un seul. La phthisie dégagée de son atmosphère, et réduite à sa simplicité; il n'y a plus qu'une matière sécrétée, amorphe, soluble, et n'occasionnant point nécessairement la fièvre hectique. Ce noyau peut être éliminé, absorbé, aussi bien que les tumeurs et les engorgements, le pus extravasé, la lymphe et le sang coagulés, les os, le cal et certains corps déposés au sein de l'organisme. Aussitôt que le sang devient plus riche, l'absorption, impuissante jusque-là, s'exerce en liberté sur l'élément morbide. Le tubercule autour duquel une circulation régulière s'établit, n'est plus un centre de fluxion, il demeure isolé, en dehors de la nutrition, en vertu de la tolérance acquise aux corps étrangers formés par les humeurs, à la balle implantée dans les tissus vivants. Il y a cette différence, que le projectile a pénétré dans un organe sain; aussi le traitement de la phthisie consiste à ramener la trame pulmonaire aux conditions normales de la vie. Après la fonte et dans la cavité qui succède au tubercule, une membrane est organisée, qui tapisse les parois, qui les rapproche et devient le canevas du tissu cicatriciel, quand le travail est soutenu : c'est l'origine des concrétions, des corps fibreux que l'on rencontre à l'autopsie.

Le tubercule ne possède pas de caractère spécifique ; ce n'est pas lui qui tue, mais bien l'inflammation qui le propage et le nourrit ; on peut dire que le danger n'est pas absolument dans le corps étranger, mais plutôt dans l'obstacle à l'hématose, en sorte que le terme de l'existence est marqué par l'asphyxie.

A moins d'admettre une préexistence absolument fatale, en opposition avec les faits, on peut neutraliser l'infection tuberculeuse, la prévenir ou borner ses manifestations. Après un changement d'hygiène ou de milieu, par le fait d'une éruption, d'un émonctoire, d'une crise, il n'est pas rare d'obtenir un temps d'arrêt, de tolérance ou de séquestre, et si la guérison n'est pas commune, il faut peut-être en accuser bien moins les ressources de l'économie et l'impuissance de notre art, que le doute du médecin et la négligeance du malade. Celui-ci se traite souvent sans méthode et sans suite, il accepte volontiers les promesses des charlatans, dès qu'il n'est plus encouragé par l'espoir du succès. On est frappé de la résistance et de la force du patient que l'on rassure en constatant un progrès vers la guérison. Je ne veux pas qu'on l'endorme et qu'on l'abuse en perdant un temps précieux, mais l'expérience est une force qu'il faut entretenir pour la faire valoir à son profit.

Qu'elle soit acquise ou héréditaire, accidentelle, expression de la scrofule ou de l'inflammation, la phthisie est susceptible de guérir à tout degré, sans qu'on puisse distinguer *à priori* les cas qui se prêtent le mieux à une bonne issue. J'entends une guérison relative et seulement compatible avec la vie, mais point la guérison complète avec réparation de la trame pulmonaire, et ne laissant aucune trace. Il est impossible que la cellule tuberculisée devienne perméable, et que le sang y soit oxygéné. Là où le tubercule existe, il n'est plus de cellule, mais un produit de sécrétion, un corps étranger qui use et qui s'accroît aux dépens des tissus environnants. Cette guérison a lieu dans une proportion qu'il ne faut pas chercher dans les centres populeux, encore moins dans les salles d'hôpital, mais bien dans un air pur et dans les conditions d'une bonne hygiène. Elle a lieu plus souvent, lorsque la constitution se fortifie; alors, la nutrition devenant plus complète, l'engorgement peut se résoudre autour du tubercule et finit par laisser un suffisant espace à la respiration.

La phthisie est un état constitutionnel que l'on produit à volonté chez tous les animaux, en viciant leur nutrition. Bien avant le tubercule, il existe une altération du sang, une cachexie qui est l'opposé de la pléthore artérielle, et son point de départ est quelquefois un trouble digestif, une maladie par faiblesse; l'insuffisance de réparation, la dyspepsie, la chlorose, l'anémie, les pertes excessives, qui toutes sont plus ou moins liées aux lésions du système nerveux. Le dépérissement peut donner la mesure du mal; aucun état ne l'amène aussi vite, et le retour de l'embonpoint annonce infailliblement le retour à la santé. Nous comprenons ainsi la puissance des moyens qui, s'adressant à l'organisme, reconstituent le fluide sanguin. Aidée par un air tempéré, l'eau sulfureuse est en quelque sorte spéciale aux affections chroniques du poumon, et parmi les applications, la plus rationnelle est encore l'inhalation, qui porte directement le principe sulfuré sur la partie malade. Ajoutons que l'eau d'Allevard n'a pas les inconvénients des stations plus élevées; elle n'expose pas au crachement du sang, elle excite rarement les contractions du cœur, elle apaise la toux et réussit encore, quand d'autres eaux ne sont plus applicables.

On a souvent blâmé l'eau sulfureuse au second degré de la phthisie (nous en admettons deux), assez de faits ont démontré qu'il est possible de l'enrayer et que le temps d'arrêt peut être définitif. Il n'est pas un médecin qui n'ait dans sa pratique, au moins un cas de guérison bien constaté ; cependant, on doute encore ! Certainement, dans une maladie aussi fatale, on serait justifié en suivant une cure incertaine, mais encore le stéthoscope et la plessimétrie ne prononcent pas toujours avec justesse, entre la phthisie et les affections non tuberculeuses du poumon. J'ai souvent partagé le diagnostic de confrères adressant un malade avec l'ensemble des symptômes qui caractérisent la phthisie; mais quelquefois après une saison, tous les signes de la diathèse avaient cédé. D'ailleurs le pronostic nous appartient encore moins; en effet, si on voit terminer par la mort, des affections dont le début annonçait un état catarrhal, il est aussi des guérisons que la stéthoscopie faisait croire impossibles. Un jeune Anglais, d'une constitution quelque peu caractéristique, dont j'étais chargé pendant l'hiver, fut frappé de l'exclamation avec laquelle il était reçu à Londres par son médecin, le plus célèbre des spécialistes. Le médecin expliqua sa surprise en disant qu'il avait désespéré de son état. Il est probable que nous serions bien plus heureux si les praticiens acceptaient, en principe, que la phthisie n'est pas moins accessible à nos moyens que d'autres maladies. Ne dites jamais ce que vous ne pensez pas, mais toujours donnez de l'espoir, car c'est mourir deux fois que de craindre la mort.

On n'attache pas une confiance aveugle aux observations, et j'en sais bien des causes ; il est rare qu'elles n'expriment pas tout ce qu'on veut prouver ; cependant, je choisis un petit nombre de guérisons parmi les cas bien reconnus et signés de noms respectés. J'ai bien des fois cité une mère de famille envoyée par plusieurs médecins de Lyon. Elle était au degré de l'hectisme amené par le ramollissement d'un amas tuberculeux : émaciation très-avancée, diarrhée colliquative, expectoration grise, purulente, extrêmement fétide, hémoptysies, pouls misérable, sueur froide et pâleur cadavérique... Cette malade, à la fin de l'hiver, avait pris un embonpoint très-remarquable, elle toussait fort peu, et depuis, la guérison ne s'est pas démentie.

J'ai reçu, aux eaux d'Allevard, une dame parvenue à la même période avec des signes non douteux; on la portait dans mon cabinet; après un mois, elle se promenait dans le jardin, elle digérait bien et dormait sans sueur.

M. P., trente-deux ans, à la suite de la grippe, avait un coryza chronique avec laryngite et aphonie complète. Après vingt-cinq jours de douches et de bains, il était complétement guéri, emportant une coloration qu'il n'avait jamais eue.

Madame X., trente ans, phthisie aiguë, quinze hémoptysies, matité complète à droite, vibrations marquées, suffocations, bronchophonie, respiration faible ou nulle sous les clavicules. A droite, craquements secs tendant à l'humidité, humides en arrière; râles secs sous-crépitants diffus... Silence absolu, lait le matin, deux verrées d'eau en petite quantité à la fois, bains tempérés, aspirations froides, pédiluves, etc... Au départ, le vingt-sixième jour, plus de craquements, pas d'oppression, retour des forces, bien-être parfait.

Madame X., quarante ans, phthisie lente, affections de l'utérus, règles douloureuses, hémorrhagies abondantes, fièvre continue, anémie, matité, respiration nulle aux sommets : eau par gorgées, aspirations froides, pédiluves, peu de bains, frictions toniques. Après un mois, état satisfaisant, respiration lente, complète, 76 pulsations.

M. X. (Paris), dix-neuf ans, maigre, sueurs nocturnes, fièvre, hémoptysies, engorgement lymphatique aux deux sommets, matité sous la clavicule droite, respiration faible, soufflée, craquements épars en arrière. Eau, aspiration froide, peu de bains. Après un mois, reste de matité à peine sensible, respiration nette à peu près partout, sans craquement.

M. H., dix-huit ans, maigre, faible, croissance rapide,

herpétisme, palpitations, pleurésie, hémoptysies, matité fort étendue, respiration saccadée, bruissante sur plusieurs points... Amélioration notable et persistante après l'hiver.

M. D. (Nord), vingt-quatre ans, pâle, anémique, palpitations, matité complète à droite, bronchophonie, râles muqueux sur les deux côtés, sur une grande étendue, voix éteinte, hémoptysies, sueurs nocturnes, fièvre, oppression, crachats purulents... Trois verrées, aspirations froides, peu de bains, frictions générales. En moins d'un mois, crachats aérés, voix nette, pas de sueur, pouls à 86, plus d'oppression, force et coloration, quelques râles muqueux.

M. D. (Midi), quarante ans, maigre, peu d'élasticité des parois à gauche, respiration nulle au sommet droit, rude, frôlante au-dessous, bronchophonie, palpitations, pleurésie, hémoptysie... Eau, bains, aspirations froides, douches locales, pédiluves. Au départ, respiration nette sur tous les points.

Madame X., vingt-trois ans, asthme avec emphysème, accès fréquents de suffocation, hiver tranquille après une saison d'Allevard. Accès violent en juin dernier à la suite du froid, et depuis ce temps, oppression tous les matins au moment où la malade change de position, peau sèche... Eau en boisson, aspirations chaudes et froides, bains, douches générales pendant l'accès. Sueurs abondantes après lesquelles sont rétablies les fonctions de la peau et l'oppression disparaît.

M. P., quarante-sept ans, asthmatique depuis longtemps, catarrhes fréquents, vertiges, troubles nerveux, maigreur extrême, son clair, respiration sifflante, bronchique, un peu d'emphysème; à gauche, râles sibilants sonores. Repos, frictions, eau en boisson, aspirations froides, prolongées, bains de siége, douches locales. Guérison avec retour des forces et diminutiontrès-sensible de l a maigreur.

M. S. (Nord), quarante-neuf ans, maigre, rhumes fréquents, hémoptysies, matité aux sommets, retentissement de la voix, vibration des parois, ronchus graves et râles muqueux... Demi-bains, bains entiers; quatre verrées, aspiration froide prolongée, frictions. Guérison.

M. C., soixante-deux ans, catarrhe tous les hivers, toux continuelle, râles muqueux à droite, pneumonie aiguë. Potion stibiée, vésicatoires, aspirations chaudes le matin, froides le soir. Guérison en dix jours.

Ces exemples, que je pourrais multiplier, sont loin d'être la règle, admettons-les au moins comme des exceptions qui doivent nous apprendre à ne jamais désespérer.

Je ne sais si nous apprécions à sa juste valeur l'importance des eaux sulfurées, mais il est avéré que tous les catarrheux se trouvent bien à Allevard, qu'après leur traitement ils toussent peu ou point, durant l'hiver, et qu'ils supportent beaucoup mieux l'impression de l'air froid. Un de nos habitués répète volontiers : Depuis que je prends les eaux je suis plus vieux, mais je vaux beaucoup plus.

Ici nous devons faire une part aux influences du climat; on peut aux eaux plus aisément, s'isoler, se recueillir, accorder aux soins de la santé, le temps que les affaires absorbent trop souvent. 2° La bonne saison du pulmonique est sans doute l'été; la plus sûre médication est celle du mois d'août, et nous pensons que l'air est un auxiliaire indispensable au régime des eaux. Le malade qui fuit la ville change subitement ses habitudes, il est impressionné par l'aspect des hauteurs et par les distractions, il se repose avec plaisir à la fin d'une promenade accidentée, qui lui donne une bonne opinion de sa force, il sent la vie se réveiller dans les organes pectoraux qui reçoivent plus de sang, aussitôt que la pression ne fait pas équilibre aux vaisseaux capillaires. L'excitation est aussitôt manifestée par la faim, le besoin d'activité, la facilité de la locomotion et finalement par l'accomplissement des actes réparateurs Que manquait-il aux prescriptions les plus sages du médecin? dit Rigollot; le changement de lieu et la fuite des causes qui pouvaient entretenir le mal. Que d'affections rebelles sont enrayées par le déplacement !

Applications à l'herpétisme. — La médication sulfureuse est celle des maladies où le vice herpétique est entré comme cause ou comme effet : ainsi que toute diathèse, et pour ne parler que de la plus commune, l'herpétisme est une infection-mère, affectant l'organisme entier, le sang, les nerfs, les sécrétions, et jouant un rôle capital dans les états chroniques. Ne procédant jamais comme l'inflammation qui souvent l'exaspère ou le déplace, il obéit à des causes générales, spécifiques, sidérales, quelquefois périodiques. Avec ou sans manifestation extérieure il pénètre dans un système, un appareil déterminé ; puis, tout à coup, fait explosion, se substitue à d'autres maladies ou les simule, il s'efface ou se généralise. Il peut encore se modifier, se transformer, se jeter alternativement sur un organe ou sur un autre avant de se fixer. Il se cache partout, et devenu constitutionnel, il ne laisse pas toujours une trace visible, et ce qui nous empêche encore plus de le saisir, c'est qu'il est propagé par voie d'hérédité, sans garder la livrée de la tache primitive. Il peut se développer dans une sorte d'incubation et sous des formes étrangères ; il compromet la vie avant d'avoir montré son caractère distinctif.

L'herpétisme n'atteint pas moins les muqueuses que la peau, le tube digestif, l'utérus, les tissus parenchymateux, les os, les articulations, le sang et la pulpe nerveuse. Une foule de maladies chroniques peuvent être considérées comme dartres internes, l'infection peut se jeter sur la muqueuse du poumon, elle amène la toux et l'expectoration. La bronchite chronique et les catarrhes de l'hiver tiennent souvent à l'herpétisme, qui pendant les chaleurs est voilé par la transpiration ; il se fait un déplacement alternatif, et le travail que l'été ramène sur les téguments, est refoulé par le froid sur les bronches.

On voit des érythèmes, des vésicules, des herpès, des congestions, se propager de la face au larynx, à l'oreille moyenne et aux fosses nasales. Le coryza est souvent herpétique et l'angine pharyngienne qui accompagne si souvent la maladie des bronches, n'a souvent pas d'autre cause : elle s'étend et peut se propager jusqu'à déterminer la bronchorrhée. L'herpétisme est quelquefois l'origine des leucorrhées, des pertes séminales, de l'hypocondrie, des névroses, de la consomption... l'eczéma se transmet aux organes génitaux ; il y a peu de métrites simples, il en est un grand nombre qui sont dues à l'herpétisme ; en effet, le prurit, la rougeur, l'engorgement, les granulations, l'hypertrophie, l'ulcération, les pertes, les douleurs et la série des accidents nerveux, se développent successivement, chez les personnes lymphatiques, de même que l'éruption de l'herpétisme a ses diverses phases. L'herpétisme est ainsi le principe d'une foule de maladies longues, rebelles, qui abondent aux eaux, telles que les névroses, l'hypocondrie, les dyspepsies, le tic douloureux, les bourdonnements, la surdité, etc.

Ainsi s'expliquent bien la guérison par les sulfureux, de pulmonies réputées incurables, les résultats inattendus que l'on peut demander au traitement dépuratif, chez les sujets atteints de dermatoses. Il suffit d'observer une trace, un souvenir d'herpès pour insister sur la médication qui peut atteindre un principe caché. C'est sans doute à ces moyens que nous devons un bon nombre de guérisons, de maladies réputées tuberculeuses. Par malheur un préjugé fâcheux très-répandu contre la dartre, éloigne trop souvent la pensée ou l'aveu d'une viciation personnelle des *humeurs* et ne permet pas toujours de remonter à la source du mal.

CHAPITRE VI

CONSEILS AUX BAIGNEURS

Tandis que la gelée détruit les propriétés de l'eau sulfureuse, la chaleur les développe, en dégageant l'hydrogène sulfuré. Quand il fait chaud, le principe sulfureux est librement éliminé par la transpiration, mais le froid le retient sur les muqueuses qui déjà sont fluxionnées par le refoulement concentrique des humeurs. En hiver, les accidents propres aux sulfureux sont plus communs ; j'ai vu pendant cinq mois l'hémoptysie déterminée par une seule bouteille d'eau sulfurée prescrite à chaque époque.

La saison convenable pour les eaux est donc celle de l'été ; le temps sec est le meilleur, et les jours pluvieux ne permettent le bain qu'avec des précautions que l'on néglige trop souvent.

Allevard s'ouvre à la fin de mai, il se ferme plus tôt que d'autres établissements bien moins favorisés par le climat. Toutefois c'est le temps qui doit donner le signal aux baigneurs. Ceux qui prennent deux saisons, qui veulent fuir l'encombrement, et ne recherchent pas le bénéfice des chaleurs, trouveront un avantage au début de la campagne ; pour les autres, le temps n'est pas assuré, si le ciel est encore sombre à Paris ou à Lyon, il est rare qu'il soit beau à Allevard avant le 15 juin.

La coutume de venir en juillet, n'a pas d'autre inconvénient que celui de la foule ; il y a plus de vie et d'entrain et la chaleur est compensée par la facilité de la sulfuration. Les affairés, les indigents, arrivent les premiers; la classe aisée ne vient guère qu'en juillet, c'est le règne du salon, des bals, des promenades. En dernier lieu, la foule studieuse et non moins animée des collégiens, des professeurs, et des touristes : chaque époque a son type et sa physionomie.

La gorge d'Allevard court nord et sud, elle est presque toujours défendue contre le vent, et par le mont Ouvrard, et par Brame-Farine, il en résulte 1° aussi que le soleil se lève tard et se cache de bonne heure; 2° que l'immobilité de l'atmosphère occasionne quelquefois en face même des glaciers une chaleur pénible à supporter. Dans une chambre ouverte au sud-est, le thermomètre indiquait au milieu de juillet de 25 à 27°. Une seule fois je l'ai vu à 28°, c'est la température ordinaire à Cayenne. Pendant le même été (1859), la chaleur s'élevait à 32° à Paris et à Lyon; elle était un peu plus supportable en Provence et sur le littoral.

Par un temps calme, on éprouve quelquefois le besoin d'un air plus vif que celui de la vallée; c'est le moment de parcourir le jardin de la Planta et le clos des Châtaigniers, tout exprès disposé pour l'agrément des promeneurs. On y jouit d'un vaste panorama dont les plans étagés commençant par la vue d'Allevard à vol d'oiseau, vont se perdre à l'horizon sur les sommets vaporeux de la Savoie.

A partir du 15 juin, le climat d'Allevard est remarquable par la douceur et par l'égalité de la température, il n'y a ni serein ni brouillard, et si nous exceptons les jours de pluie qui se font quelquefois désirer, l'air n'est pas froid, n'est pas humide, et subit peu de commotions; il permet la promenade le matin et le soir, jusqu'à la nuit, à la seule condition d'éviter les chutes du Bréda; il s'en échappe une poussière d'eau qu'on peut voir au soleil, et qu'on ne respire pas sans inconvénient. Ce voisinage est interdit aux baigneurs qui s'enrhument souvent, et la course du Bout-du-Monde n'est possible qu'au milieu du jour.

Bien que les matinées soient modérément fraîches, l'impression du froid est d'autant plus à craindre que la sulfuration est plus complète. Il convient de s'habiller plus chaudement le soir et le matin, de se couvrir de laine au moins pendant la cure, et nous voudrions faire adopter à la douche et au bain le manteau de flanelle en usage au Mont-Dore.

L'atmosphère des montagnes suffit souvent pour augmenter l'énergie des fonctions ; il serait donc quelquefois prématuré de soumettre à la sulfuration, un malade affaibli, transporté subitement vers les hauteurs et surmené par la fatigue de la route; il ne doit aborder les eaux qu'avec prudence, et seulement quand le repos a ramené le calme de l'état normal. C'est une pratique « peu rationnelle, de com« mencer le traitement au sortir de la voiture, ou le jour de « l'arrivée; ce qui convient, c'est de se reposer un jour ou « deux, pour donner à l'organisme le temps de s'habituer « aux nouvelles conditions où il se trouve. Pour se presser « on risque de perdre son temps. » (Dupasquier.)

Quand vous arrivez aux eaux minérales, dit Alibert, faites comme si vous entriez dans le temple d'Esculape; laissez à la porte les passions qui agitent votre esprit. Serait-il bien aisé d'oublier ses passions? Dupasquier donne un conseil plus praticable : entrez avec confiance et laissez-vous aller aux impressions qui vous attendent, ouvrez votre âme aux sensations que doit y réveiller la vue de tous ces beaux paysages : qui sait si la peine morale ne cédera pas en même temps que les douleurs physiques?

Autant qu'il est possible, on oubliera le souci des affaires, la paix de l'âme et la tranquillité sont le secret de maintes guérisons. Cette liberté, cet abandon, dit le docteur Rigollot, permet un doux repos quelquefois inconnu sous le toit qu'on habite. Cette vie occupée dans le rien faire; ces petits intérêts des grandes promenades, les incidents que le hasard fait naître, et ces aspects nouveaux d'une nature grandiose, dont les détails ont pour chacun les attraits d'une découverte; tout cela répand sur la journée un charme qui la fait couler aussi rapide que l'oubli et le plaisir, qui nous laisse une impression de vrai bonheur, qui console et rattache à la vie. Que de maux seraient guéris ou soulagés, si nous pouvions rendre la paix partout où elle n'est plus ! ce ne serait pas seulement le secours matériel qu'on viendrait chercher aux eaux, mais ce baume divin qui nous rend les illusions, qui rajeunit les souvenirs et nous rappelle avec l'espoir, la première grâce des pensées.

Le baigneur est plus impressionnable, il faut donc qu'il use de tout avec mesure et discrétion, qu'il évite les occasions de réveiller ses maux, et mêle aux distractions les soins du traitement. Il vit à l'air, se couche de bonne heure et se lève avec le jour. Après l'étuve et la douche et le bain, il devra se faire transporter dans sa chambre, et ne sortir qu'après avoir passé une heure au lit. Je compte peu le bain quand il n'est pas suivi de sommeil ou de repos. Cette précaution est de rigueur par un temps frais, mais les personnes qui ont besoin de mouvement, préfèrent la transpiration douce, obtenue par la promenade au soleil du matin.

Il est peu de malades qui n'abusent quelquefois de leurs forces: excepté dans les cas sérieux où la peur conseille la prudence, on accorde rarement aux soins de la santé l'attention que l'on donne sans peine aux affaires de la vie.

On observe des moments de fièvre ou de malaise qui contrarient le traitement; il est bon de le modérer quand il cause de la gêne, on peut encore se reposer quand il existe un mieux notable, auquel cas une plus longue excitation pourrait nuire aux effets obtenus. Jamais on ne regrettera de procéder avec lenteur, et les impatients ne savent pas assez que le temps est nécessaire à la médication; un malade veut l'activer parce qu'il n'éprouve aucun effet sensible, il est rare qu'il s'en trouve bien; un autre est faible, il a de la fièvre et de la toux; quelques jours de repos feraient baisser le pouls; si la cure est prolongée, l'éréthisme s'accroît; la fluxion peut décider une éruption tuberculeuse. Tel baigneur qui respire aisément l'atmosphère sulfureuse est incapable de supporter la chaleur d'une étuve; il est épuisé par la transpiration, il suffoque, il est pris de congestion, d'hémoptysie; à qui la faute? Le seul accident de ce genre observé sous nos yeux s'est présenté chez un indigent qui voulut se soumettre à l'aspiration chaude *afin d'aller plus vite.*

Il faut en général ménager la chaleur de l'étuve et du bain, aux sujets convalescents, faibles, émaciés qui ne supportent pas les transitions subites, l'air chaud ni les sueurs, à tous ceux qui seraient disposés à l'oppression, à la syncope, aux palpitations ou à l'hémoptysie.

On fait aux eaux des repas copieux, qui ne sont pas toujours en rapport avec les besoins; la faim est excitée par l'air, le traitement, la société, le nombre et la variété des mets... On attribue à la sulfuration des accidents qui n'auraient pas lieu, si l'estomac n'était pas surchargé. Avec un peu de sobriété nous aurions beaucoup moins de malaises et de troubles digestifs. Il vaut mieux retrancher quelque chose au repas du soir, qu'aux prescriptions; c'est l'opposé qui a lieu souvent, comme si l'intégrité des organes digestifs n'importait pas à la médication. Sans proscrire la glace, il faut toujours la considérer comme un excès, elle excite la toux et peut troubler la digestion, quand on ne la prend pas avec les aliments. Le vin pur est irritant pour les gosiers malades, il vaudrait mieux en boire avec l'eau tiède ou l'eau gommée. La pâtisserie ne devrait pas faire partie de l'hygiène des baigneurs; dans plusieurs établissements on bannit avec raison la cuisine épicée, les salaisons et les acides; on ne sert pas à Bonnes, l'eau pure du torrent, mais seulement de l'eau panée, de l'eau de riz; en France, on ne donne pas à ces détails l'importance qu'ils méritent. La gastralgie cède facilement au régime composé d'un petit nombre de substances; en ménageant l'estomac, en tenant compte des appétits, des goûts, des habitudes contractées, on pourrait assurer le repos de la nuit ; le malade est en bonne voie quand il digère et dort paisiblement.

Dans toutes les stations, ce qui vaut mieux encore que les eaux, c'est l'air pur et la vie extérieure ; de nos jours, on oublie trop l'importance de l'aération dans le traitement des maladies chroniques surtout des pulmonies. C'est d'abord, à l'élément gazeux que le baigneur demandera sa guérison ; il doit le rechercher au dehors et dans son habitation. Sa chambre sera ventilée, grande, claire et pourvue d'une cheminée ; ses vêtements seront en laine, chauds, légers, assez larges pour laisser librement passer l'air, et la peau respirer. On ne peut se figurer tout le mal qui peut résulter de la privation d'air, et combien elle nuit au développement. Les enfants ne vont plus à l'air, et désormais c'est une affaire de les sortir; pour les produire il faut une mise irréprochable et des parures inventées pour gêner les mouvements et nuire à la croissance. La jeune fille en riche toilette s'étiole dans les salons, elle n'a pas de sang, elle s'épuise aussitôt qu'elle fait acte de nubilité. Il faut le plus souvent demander compte des souffrances de la femme, dit Bonnet, à l'éducation mal comprise des jeunes filles, natures étiolées, chétives, dont l'âme vit aux dépens du corps, incapables de supporter un jour l'attribut de leur sexe.

On comprend la nécessité de se promener en prenant les eaux, de vivre sous le ciel, et non dans l'atmosphère méphitique d'une salle de réunion, de faire chaque jour un exercice en rapport avec les forces, assez long pour favoriser le mouvement et la sueur, jamais assez pour affaiblir. Une excursion lointaine exciterait la soif, la chaleur et l'insomnie. Le meilleur exercice est celui qu'on fait à pied ; on s'enrhume aisément dans les bois, l'asthmatique et les convalescents doivent choisir la promenade horizontale, ils ne font pas de longue course et s'arrêtent aussitôt que la respiration devient fréquente. Une ascension facile ne peut nuire au baigneur qui respire aisément ; pour celui qui ne peut pas marcher, le mouvement de la voiture et du cheval est salutaire, et cette locomotion permet des distractions qui ne sont pas à la portée des promeneurs. Mais il faut éviter les allures trop vives, qui agitent, qui précipitent la respiration, et provoquent la toux. Ajoutons que le cheval peut fatiguer les reins par les secousses qu'il imprime, à la descente et aux montées. J'ai vu divers malaises réveillés chez les femmes à la suite de l'équitation, et l'âne agite encore plus que le cheval.

Défiez-vous des hommes trop vigoureux, qui voyagent pour se distraire, ils ne font rien les jours de pluie et profitent du beau temps pour arranger des excursions lointaines, qui les amusent, mais qui brisent les convalescents. Une course trop longue empêche le sommeil, elle fatigue après les repas ; il faut s'abstenir à la suite du bain de la douche et de l'étuve.

Il est peu de malades qui ne soient oppressés par la conversation surtout au coucher du soleil ; je prescris le silence au moins à l'air, toutes les fois qu'on souffre du larynx.

La douceur et l'uniformité constituent le caractère des agents qui peuvent maintenir la liberté de nos fonctions ; le calme est donc la condition la plus utile aux organes souffrants, l'air que respire un poumon phlogosé doit être tiède ; on l'obtient en vivant au dehors, en se couchant de bonne heure, en évitant les commotions, les excès de tout genre et les travaux d'esprit qui peuvent augmenter l'éréthisme nerveux. Ce conseil est absolu pour les malades qui ont des palpitations, des migraines, des hémorrhagies, des congestions ou des vertiges : pour les jeunes personnes qui sont habituées à la vie de famille, pour celles dont la croissance est pénible, ou trop hâtée par l'existence du grand monde, par les veilles prolongées, l'excitation prématurée... mais le fruit défendu a toujours plus d'attrait : telle malade qui accepte avec peine un exercice bienfaisant, aura toujours assez de force pour la danse qui l'agite et l'épuise, qui la prive de sommeil et la dispose mal aux soins du lendemain.

Le bal est en quelque sorte un mal qu'on ne peut empêcher; il faut au moins en éloigner les jeunes gens qui ne peuvent sans danger respirer un air impur et chaud, qui toussent, qui sont oppressés, qui s'agitent la nuit. On les voit quelquefois pâlir subitement, quand ils entrent dans un salon trop plein. Toutefois, le sommeil prolongé qui convient à la femme, aux enfants, au malade, à tous les êtres faibles ou adolescents, nuirait à l'âge mûr, aux vieillards qui se trouveront mieux de la station verticale et des veilles modérées.

Il est des baigneurs qui semblent affecter de ne pas croire à la vertu des eaux : ce sont ordinairement les plus crédules qui ont ce préjugé, les esprits faibles qui donnent leur confiance aux remèdes vulgaires; demandez-leur comment ils pensent expliquer le goût pour les eaux sulfurées qu'on remarque chez les animaux, dans tous les établissements. Ce qui est bien constaté, c'est que les chevaux s'y guérissent de la pousse, et les sceptiques ne voudraient pas invoquer en leur faveur, les effets du changement et de la distraction. « En ce bon vieux temps, disait Pauthot, il y avait place à Aix « pour bêtes et pour gens, les chevaux y portaient ainsi qu'à « Cauterets, leurs fourbures, leurs pousses, leurs bron- « chites » (Guilland).

D'autres malades, s'imaginant que l'usage des eaux peut être indifférent, mesurent leur espoir au liquide absorbé, au chiffre de leurs bains, encore plus qu'à leur direction ; il en est qui voudraient acquitter leur traitement en peu de jours, à époque déterminée, sans s'inquiéter du temps ou de la maladie, ainsi qu'une échéance, une affaire d'intérêt qu'on mènerait plus vite avec un peu d'habileté. La plupart n'obtiennent pas le bien qui leur était promis ; en dépassant le but, ils aggravent leurs maux, par la fatigue qui dépend de la sulfuration.

Le peuple aime la drogue, et veut que la médication se traduise énergiquement par des effets sensibles, des crises, des sueurs, des sécrétions qui doivent rejeter tout ce que les humeurs contiennent de nuisible. Cela est vrai jusqu'à un certain point, mais il faut que le traitement soit avant tout proportionné à l'énergie du mal et à la force du sujet. Le médecin est juge en pareille matière ; ici le règlement a dépassé le but, à savoir l'indépendance du baigneur et celle du médecin, dans un temps où la direction, en général bien confiée, fonctionne avec sagesse, la liberté dans l'usage des eaux est une dangereuse tentation. On sentait, dit-on, partout les inconvénients et les chocs de l'inspectorat ; il a fallu restreindre son action dans l'intérêt de tous, mettre au service des malades le concours des capacités, substituer la règle à l'arbitraire ; au privilége, l'émulation... c'était assez de le réduire à la simple surveillance ; en innovant on pouvait mieux faire pour la science, pour la dignité professionnelle et surtout pour les baigneurs. L'intervention du médecin est indispensable, mais j'entends l'intervention libre et sans plus de contrôle que dans les villes. « L'émancipation du « baigneur, dit le docteur Guilland, le fait tomber dans le « domaine du garçon de bain, du sécheur, de tout le monde : « en exemptant de l'ordonnance magistrale on en inflige « vingt, d'incompétentes. » Il est absolument inhabile à se conduire, et le succès dépend beaucoup de la méthode ; quand elle fait défaut, il arrive ce que produit une médication que l'on suit en aveugle : il est dangereux de brusquer la sulfuration, de s'exposer au vent ou de contrarier le mouvement porté vers la périphérie.

On devrait éviter de voyager quand on quitte les eaux, parce que l'économie est pour longtemps encore sous l'influence des sulfureux. Pendant un mois après les bains, une médaille appliquée sur la peau est promptement noircie par l'hydrogène sulfuré. Il importe beaucoup que les modifications opérées par le soufre et la chaleur, s'épuisent lentement et sans interruption. En conséquence nous blâmons le baigneur qui se met en campagne après la cure et profite de sa liberté pour entreprendre un voyage sans fin, qu'on ne fait pas impunément dans l'état de santé. Or, ce n'est pas seulement la fatigue qu'il faut craindre dans les ascensions, mais plutôt le changement de température et le froid qui contrarie le résultat de la médication. Outre les accidents dont nous sommes témoins, les malades éprouvent, au retour, du malaise et des douleurs qu'on attribue aux eaux; il en serait tout autrement s'ils avaient su se contenter d'un exercice modéré.

Le bain de mer après la cure, est une mode désastreuse à laquelle nous devons un grand nombre de maladies. En effet la sulfuration exige absolument le concours de la chaleur, elle excite vers la peau un effort général, qui doit être respecté à l'égal d'une crise favorable; le bain froid produit un mouvement inverse, et conséquemment une perturbation à laquelle vient s'ajouter l'excitation du bain de mer qui, en outre, ne convient qu'aux personnes dont le poumon est parfaitement sain. Un grand nombre de pulmoniques font remonter l'explosion de leurs maux à l'eau de mer ou de rivière, à la douche, à l'application du froid accidentelle ou intempestive. On sait avec quelle température on est souvent forcé de se baigner sur les plages de l'Ouest. Nous insistons d'autant plus sur ce point, que monsieur le docteur Afre a fait à Biarritz la même observation. Or ce qu'il faut éviter dans ses eaux et dans la Méditerranée, serait bien plus à redouter sur les rivages de la Manche. Le docteur Barthélemy qui prenait à Toulon des bains de mer en novembre 1859 y trouvait les 12° qu'il avait dans la Manche au mois d'août. On prétend retirer un plus grand bénéfice de la vague et de la houle qui porte et soutient mollement; elle serait plus salutaire encore avec une eau plus chaude, et le calme que nous préférons, au moins quand il s'agit des affections de la poitrine. Mais la vague est toujours soulevée par la brise, et le froid qu'on ne va pas chercher aux bains de mer, compromet trop souvent la cure.

Voici pour nous une question fort importante : il ne convient jamais de changer la direction du malade soumis au régime des eaux : le respect des choses établies est un devoir facile et dont on sait bon gré. L'hydrothérapie constitue une médication générale essentiellement hygiénique, ordonnée, combinée à la suite d'essais nombreux, quelquefois elle réalise un espoir nourri pendant longtemps. Le médecin des eaux ne pourrait, sans témérité, substituer son idée propre à celle du médecin traitant, il doit d'abord accepter la prescription, s'y attacher, en l'aidant de tous ses moyens. Il ne doit pas s'attendre à recueillir le fruit du traitement, dont les effets arriveront plus tard. Un malade lui est confié comme un dépôt, il l'assiste de tout son pouvoir et n'outrepasse pas sans y être forcé la mission qui lui est dévolue. Cependant, il lui appartient de surveiller l'action des eaux, de la régler, de la conduire, avec la pensée de remplir une indication, de la manière la plus complète et la plus utile à son client. D'autre part, le médecin qui confie au malade une note détaillée du traitement thermal, l'expose à des conflits, à des incertitudes qui tournent rarement à son profit. Il est impossible de prévoir les changements nécessités par la saison, les accidents, l'action des eaux, *suum cuique*.

Limites de la cure. — On demande souvent quelle sera la durée de la cure et généralement on la porte à vingt jours, comme si le nombre exact emportait un avantage spécial. Le moindre inconvénient de ce calcul, serait d'en faire une question de temps. Les baigneurs faisaient un long séjour quand ils venaient en voiture ; ils voudraient aujourd'hui se traiter à grande vitesse.

Une saison de bains ne peut être fixée d'avance, non plus que la longueur du mal, la tolérance des sulfureux et les ressorts de l'organisme. On ne voit point disparaître en quelques jours une affection qui compte des années, et le laps nécessaire à un baigneur, serait insuffisant ou trop long pour un autre. On peut suivant les cas ordonner un traitement sérieux, le prolonger, le doubler plus rarement, ou le borner à peu de jours, aux plus faibles proportions. Il est permis de le continuer aussi longtemps que le malade est soulagé. Il serait quelquefois peu médical d'attendre un résultat complet, d'insister sur les eaux, quand on éprouve un mieux sensible, mais stationnaire ou décroissant; on s'arrête aussitôt que la médication, conduite avec prudence, a fatigué sans bénéfice. Il est d'observation que les sujets bilieux supportent moins longtemps les sulfureux, cela suffit pour donner aux affections du foie la plus grande attention.

Vingt-cinq ou trente jours suffisent ordinairement, toutefois il ne faut pas en inférer, que la moitié, le quart du temps, doit soulager dans la même proportion, il en est autrement, car après quelques jours on arrive seulement aux effets primitifs de la sulfuration, qui donnent un surcroît d'irritation ou de douleur ; et voyager dans ces conditions, serait une imprudence et un danger.

On ne doit pas promettre un soulagement immédiat, car la médication instituée d'abord avec sagesse est forcément modifiée, par des événements que rien ne fait prévoir. Tandis que les sujets faibles sont contraints de procéder avec lenteur, j'ai fait prendre avec un plein succès, un bain, une douche, une étuve, j'ai réussi en donnant deux douches dans la matinée; mais il serait avantageux d'en donner pendant le jour. J'ai vu partir entièrement guéri après dix-huit jours, un malade affecté de laryngite et d'aphonie complète. Après avoir usé des précautions que peuvent amener les bons effets de l'eau, il faut encore graduer le traitement, le suspendre ou le modérer s'il occasionne de la gêne, le prolonger aussi longtemps qu'il en est besoin, pour obtenir sur le lieu même ou bien après la cure, le plus grand bien possible. On subit quelquefois un temps d'arrêt nécessité par la fatigue, une fièvre de sulfuration, laquelle, en raison du climat, se réduit aux plus simples manifestations. Un repos de quelques jours, un voyage, une course un peu longue, sont le meilleur moyen d'achever un traitement qui agite, et tout le monde a éprouvé que l'exercice est plus facile et bien mieux supporté vers la fin de la cure. La fièvre de sulfuration est annoncée par les signes suivants : céphalalgie, troubles des sens, plénitude générale et goût de soufre, éruptions, fatigues, tremblements, sueurs, agitation, insomnie, rêvasseries, inappétence, pesanteurs, pénibles digestions, selles noires, fétides...

Les enfants sont irritables, disposés aux inflammations, ils ne peuvent supporter qu'une sulfuration douce. Les vieillards n'exigent pas moins de ménagements, quand ils ont une tendance aux congestions vers le cerveau. Chez les femmes, il faut surveiller les organes de la reproduction, et s'attacher à ne pas troubler les fonctions périodiques.

STATIONS D'HIVER

Climats. — Tout n'est pas dit pour les tuberculeux, quand on a épuisé le chapitre des eaux; il faut encore leur donner en hiver, le repos et l'air tempéré, qui constituent la véritable cure. Les affections du tube digestif se modifient par le régime; c'est par l'air qu'il faut attaquer toutes celles du poumon, quand elles sont chroniques. C'est en vain qu'on déploierait les ressources de la thérapie, si le patient n'est pas dans le milieu qui lui convient, si l'estomac ne remplit ses fonctions.

On a trop méconnu le rôle de l'aération dans le traitement des maladies chroniques; l'air que nous respirons est beaucoup plus nécessaire que l'aliment proprement dit, il nourrit plus que les substances azotées. La race humaine s'affaiblit par l'agglomération, au point qu'on a senti la nécessité d'élargir les places et les rues. Les enfants élevés à la campagne sont plus forts; il leur suffit d'habiter la ville pour perdre leur fraîcheur, et tandis qu'une chétive nourriture assure au campagnard un sang plus riche, l'alimentation succulente des citadins ne saurait leur donner la vigueur et la santé.

Le changement d'air amène quelquefois des résultats inespérés, il aide la nature et lui prête des forces, lorsque l'évolution de l'enfance est arrêtée, quand la chaleur faisant défaut les forces ne suffisent plus à résoudre la maladie.

Pour celui qui réclame un traitement sérieux, il n'est pas sans intérêt d'éviter un degré de froid, de fuir l'humidité, les brouillards, les brises de la mer et la neige et la pluie. Mais les stations d'hiver beaucoup plus importantes que celles de l'été, sont encore moins connues, en sorte que les malades sont dirigés vers le Midi presque indifféremment sur tous les points. Nous croyons être utile en offrant avec nos réflexions les motifs qui peuvent éclairer sur le choix des stations.

Après avoir étudié la phthisie sous des latitudes variées, dans la famille et dans les hôpitaux, à peine débarrassé d'une affection fort grave, et contractée sous l'équateur, je me suis fait une opinion qui doit au moins encourager, lorsque la guérison se fait attendre.

La phthisie n'est pas une tache primitive spécifique et fatalement inhérente à la vie, comme si elle entrait dans le plan du Créateur ; elle est en quelque sorte la cachexie de l'espèce dégénérée, elle se multiplie à mesure que l'homme s'éloigne de la nature et que le sens moral est affaibli. Elle est fille des vices, de la misère, de la grande ville où tout abonde, excepté l'air, ce luxe vivifiant du laboureur : cela est si vrai que tous les animaux privés de liberté meurent tuberculeux.

La tuberculisation est la cachexie type, le dernier terme où peuvent aboutir les affections chroniques, les vices constitutionnels, strumeux, cancéreux, syphilitiques, le paludisme, l'anémie, la cacohémie, les privations, les chagrins... Un grand nombre d'affections qui ne sont pas tuberculeuses, finissent par la phthisie, ou comme la phthisie. On la voit succéder à des états fort différents, même à l'inflammation, au catarrhe, au rhumatisme et à la goutte. Les longues maladies, quand elles en ont le temps, disposent plus ou moins à la tuberculose ; aussi quand une diathèse nouvelle apparaît chez un tuberculeux, la phthisie peut s'effacer, elle cède le pas sans bénéfice et la mort n'est point différée, au contraire, la phthisie reprend son cours avec plus de vitesse. Un accident quel qu'il soit n'est qu'un danger de plus, et c'est en quoi Boudin s'était trompé.

La phthisie se produit quelquefois accidentellement, en dehors de l'hérédité, elle est souvent compatible avec la vie; pour obtenir la tolérance ou même la guérison, il est indispensable d'assurer l'hématose, la nutrition, et c'est uniquement vers les régions moyennes que les tuberculeux des deux hémisphères doivent être dirigés. Hors les cas exceptionnels, je redoute pour eux les climats de l'équateur et la navigation.

Cette génération de la phthisie, en éclairant sur l'essence du mal, prouve qu'elle peut guérir et conduit au traitement: il est douteux mais extrêmement simple, et tout entier dans les moyens trop négligés de l'hygiène, dans la série des agents naturels qui servent à l'évolution de l'enfant et au développement du corps adulte, seuls agents capables de rétablir les conditions normales de la vie. Les médicaments ordinaires, les savantes combinaisons de la science moderne, ne vont pas au delà du symptôme, ils ne peuvent qu'éloigner un obstacle qui s'opposerait à l'exercice des fonctions. On comprend, d'après cela, l'action des eaux que l'air complète et fait valoir, le rôle du climat qui présente à l'organisme entier l'excitant propre à l'hématose, et le plus indispensable à l'existence. « S'il est un point, dit Bayle, « qui met d'accord la croyance populaire et les données « positives de la science, c'est celui de l'influence que les « climats tempérés non humides ont sur les maladies et « sur la conservation de la santé. » Cette influence qui suffit pour modifier, pour développer les végétaux et les espèces animales, doit être regardée comme la plus puissante des médications que l'on oppose aux maladies chroniques, et parmi les diathèses c'est surtout dans la phthisie qu'elle peut être constatée.

Mais tandis que chaque élément de la matière médicale est étudié dans ses moindres détails, et disposé de cent façons pour la pratique, on ne s'attache pas à connaître les climats, à les comparer, à les conseiller avec méthode; on tranche avec légèreté sur la question du déplacement, et les livres ne sont pas faits pour l'avancer. Dans un traité fort connu en Angleterre, il est dit qu'on voyage aussi facilement en Égypte qu'en Italie, on entreprend de comparer Rome et Madère, à Londres. Le malade manque de direction; la réclame pèse encore sur son choix, et lorsqu'il se déplace il obéit souvent à un caprice qu'on ne doit plus contrarier. En agissant au hasard ou bien à contre-temps, on est privé d'un secours héroïque, on peut rendre inutile ou même dangereux un moyen capable de remédier aux désordres les plus sérieux.

Cependant, il ne faut pas exagérer la puissance du climat; l'émigration dans le plus beau pays, quand elle est ajournée, devient une complication. Il est tel malade pour lequel tout changement serait funeste, il est cruel de le condamner aux fatigues du voyage, alors qu'il ne peut trouver sur le sol étranger la juste compensation du bien-être qu'il abandonne. Laissons chez eux autant qu'ils y veulent consentir, les sujets atteints de fièvre hectique; je dis hectique, attendu que la fièvre de la bronchite n'empêche pas le déplacement. On doit faire voyager les jeunes gens, que l'air humide et froid disposerait à la phthisie, alors surtout que les premiers signes sont déclarés. Il est bien plus facile de les prévenir que de les arrêter.

Le médecin consulté sur ce point va décider peut-être de la vie; il doit peser bien attentivement les avantages des climats, les forces du malade; et dans le lieu même, conseiller la meilleure exposition, des pièces élevées, larges, et bien fermées; des maisons solidement construites, point humides, établies sur terrasse ou bien dans un terrain battu, donnant au sud, ou au sud-ouest; celles qui sont appuyées sur un talus, entourées de jardins, trop exposées au vent, ont en hiver un grand désavantage. Il en est qui sont mal orientées, dominées par un sol humide, qui ne sont pas exposées au soleil, qui le voient tard ou seulement pour quelques heures.

La mer, les pays chauds, la Méditerranée, l'Égypte, Madère, Venise et l'Italie. — Examinons d'abord cette question qui n'est pas encore nettement résolue, la mer et les pays chauds sur lesquels des médecins qui n'ont pas navigué se font des illusions. J'ai vu dans les stations navales, des matelots destinés aux colonies parce qu'ils étaient menacés de tubercules. Ce choix était bienveillant, mais ceux qu'il atteignait ne voyaient plus la France, et beaucoup de soldats marins sont affectés de pulmonie avant la fin de leur congé; on recrute ainsi pour l'hôpital en chargeant l'effectif de non-valeurs qui ne paraissent pas sous les drapeaux: cela vient de ce qu'au point de vue de la prophylaxie, on confond les pays chauds avec les tempérés.

Dans les zones tempérées, la richesse du sang est relative à l'énergie de la respiration; vers l'équateur, le soleil émettant des rayons verticaux durant toute l'année, il existe une démarcation moins tranchée dans les saisons, ce qui assigne un caractère propre à la terre, à la végétation, aux tempéraments et jusqu'aux maladies; la combustion pulmonaire ne pouvant pas neutraliser les principes carbonés, le sang est appauvri par défaut d'oxygène, et le nouveau débarqué, promptement épuisé par les sueurs, va perdre, avec sa capacité respiratoire, et sa coloration et ses forces physiques; en s'acclimatant il subit un premier degré de consomption et d'atrophie. L'air tropical n'est pas seulement dilaté par la chaleur et très-humide; il est encore imprégné de miasmes végétaux qui ne sont pas inoffensifs, car l'impaludation peut conduire à la phthisie comme les autres diathèses. Les voyageurs arrivant aux colonies se croiraient volontiers dans la cour d'un hospice, et tout ce qu'ils peuvent espérer dans les meilleures conditions, c'est un état de langueur, qui n'est ni la vie ni la mort. L'homme doué d'une résistance exceptionnelle, échappe seul à cette loi : ne sait-on pas que les familles créoles n'ont jamais pu multiplier sans croisement?

Les maladies chroniques du poumon sévissent dans les pays chauds; leur fréquence est partout en rapport avec l'humidité, et cette relation se maintient vers le Nord. La phthisie, peu fréquente en Russie, en Norwége, en Danemark, est très-commune en Angleterre, en Belgique et dans les Pays-Bas; à Cayenne, sous l'équateur où la chaleur humide atteint au maximum, elle enlève au moins le tiers de la population, et sans doute elle ferait encore plus de victimes si la cachexie palustre et l'anémie ne prélevaient un si large tribut sur tous les âges. Dans ces climats, la phthisie galope toujours et rarement voit deux hivers, aussi je me hâtais de renvoyer en France les catarrheux qui toussaient au début des pluies; et encore le changement, pour peu qu'il fût différé, n'était plus qu'une triste déception.

Pour Laënnec, l'influence maritime est favorable aux tuberculeux; ne voyons pas ici l'effet du sel marin qui n'existe pas dans l'atmosphère, mais plutôt le bénéfice du climat plus égal et moins froid que celui de l'intérieur. Notons à ce sujet que la côte de Bretagne est plus chaude en hiver que la plupart de nos départements. Le voisinage de la mer a paru salutaire à quelques jeunes gens qu'une disposition acquise ou bien innée, disposait à la consomption; il en est qui se fortifient à l'air salin, qui prennent utilement le chlorure de sodium, comme les rachitiques, mais il faut distinguer entre le simple lymphatisme et la phthisie; en dehors de rares exceptions, la mer ne convient pas aux constitutions entachées du vice tuberculeux.

Grâce au régime, à l'exercice, à la régularité, les marins

obtiennent à la mer un prompt accroissement de vigueur et de santé, mais les tuberculeux succombent dans le même temps, avec la rapidité des maladies aiguës. Un soldat jugé valide au départ de Brest à bord de la *Constitution*, se plaignit peu de jours avant d'arriver à Cayenne, et mourait de phthisie deux mois après l'apparition du mal. De pareils faits se présentent sur tous les bâtiments qui séjournent aux colonies. On ne peut conseiller la navigation, qu'à certaines phthisies sans fièvre et sans irritation, par un temps calme avec un air pur, non humide, et dans un climat doux, mais on peut faire beaucoup de mal si toutes ces conditions n'existent pas. Il est bien reconnu que la phthisie est beaucoup plus meurtrière chez les marins que dans l'armée de terre, et plus dans les stations navales que dans les ports. S'il est à cet égard un fait bien démontré, c'est que la phthisie ne guérit pas dans les latitudes élevées, mais seulement vers les moyennes, préservées aussi bien des excès de température, que de l'humidité.

La phthisie a partout sa raison d'être, mais on l'observe d'autant moins que la chaleur est plus égale et plus tempérée; elle épargne encore plus l'homme du Nord émigrant vers le Sud. Grâce à la rapidité des communications, nous voyons tous les jours la bronchite enrayée tout à coup, par le fait des transitions; que ne peut-on espérer pour les enfants qui reçoivent sous un ciel plus doux, l'achèvement de leur croissance !

Or, de tous les climats conseillés en pareil cas, le meilleur, est le moins variable, le plus sec, le mieux abrité, en regard du sud et du sud-ouest. L'exposition de l'ouest avec une température inférieure est soumise aux inconvénients de la brise diurne. Mais c'est surtout dans la zone des orangers, sur les bords de la Méditerranée, que l'atmosphère a le degré de chaleur et de pression qui la rend favorable au repos des poumons. Ce repos, il faudrait l'obtenir à tout prix, et la nature est ici notre guide : le ralentissement de la respiration est l'artifice qu'elle emploie chez les hibernants, pour modérer la combustion pulmonaire, et prévenir l'émaciation durant le sommeil de l'hiver. C'est de même au silence prolongé, que des personnes douées d'une volonté ferme, ont dû la guérison ; les idiots, les hommes sans énergie, ne guérissent jamais.

Tous les versants de la Méditerranée n'ont pas au même degré les attributs des régions tempérées; cela dépend bien moins de la position géographique absolue, que des accidents du terrain et des hauteurs qui les dominent : c'est pourquoi les lignes isothermes de notre continent ne suivent pas celles de l'équateur. La plaine d'Hyères se trouve à peine au sud de Nice, Pise, Florence, où la chaleur moyenne de l'hiver est sensiblement moindre; elle est plus nord que Rome, dont la température est quelquefois inférieure de 4 ou 5°. D'ailleurs, les botanistes nous ont appris qu'il faut descendre assez loin vers le sud, pour trouver une Flore aussi méridionale.

Assurer en hiver une température douce, égale, sans brouillard ni vicissitude, est une illusion que nul climat ne peut réaliser; les côtes maritimes sont battues par le vent, les pays montagneux sont soumis aux accidents de la neige et du froid, les bassins des fleuves et les plaines sont humides... le printemps n'est donc pas éternel dans les sites privilégiés; un soleil radieux peut éclairer une matinée froide, et la chaleur finit quand il n'est plus sur l'horizon, mais les malades étrangers y sont relativement préservés des intempéries, et peuvent prendre à l'air un exercice journalier que le froid leur interdirait. Cette vie extérieure est le bienfait le plus réel que nous puissions demander au Midi.

L'*Égypte* et les *bords du Nil*, en dépit des brouillards, de l'ophthalmie et de la peste, seraient le rendez-vous des riches tuberculeux, sans les ennuis de la navigation que le malade entreprend avec joie, mais qu'il achève tristement. Après avoir conseillé le Nil, et surtout la haute Égypte, comme un climat très-sec et très-égal, Clarck avertit plus loin que la rosée commence tous les jours au coucher du soleil et se dissipe à une heure avancée ; il ajoute que les matinées sont ordinairement froides, agitées par le vent, au point d'occasionner de graves dyssenteries, par le passage brusque et continuel de la chaleur au froid. Pour ce voyage il faut équiper un bateau, se munir de provisions, de viandes préparées, en un mot de toutes les nécessités de la vie a nimale. On parle avec terreur de la poussière qui souvent obscurcit le soleil et projette un rideau rouge sur le Nil. Il est aussi question du siroco, des difficultés qu'on éprouve à voyager, à se garantir de la vermine et des mille inconvénients qui tiennent aux mœurs barbares et choquantes, surtout pour des Anglaises, *for females*, dit Clarck, *it is particularly unfitted.* Cette existence exige une fortune et un tempérament exceptionnels.

Le voisinage de l'Afrique et son climat décideraient en faveur de l'*Algérie* si les pluies n'y régnaient avec persévérance, aux premiers mois d'hiver. Elle est sensiblement plus chaude que la Provence; on y cultive en pleine terre le bananier qui ne, supporte pas à Hyères même, tous les hivers.

Madère et le *groupe des Canaries* sont préférés par ceux qui veulent éviter la sensation du froid : effectivement, si nous exceptons quelques tourmentes de sud-ouest comme en reçoit une île au milieu de l'Océan, Madère n'a pas d'hiver; mais on sait que la température exempte de changements, ne convient pas aux maladies chroniques; nous signalons de plus, avec les médecins anglais, la mollesse et l'atonie de l'air qui frappe d'inertie le tube digestif, au point d'empêcher la nutrition. Ce climat tiède et débilitant comme celui du Nil est à peine indiqué aux termes de la phthisie, alors que le voyage accélère la terminaison.

La *Sicile* exposée à tous les vents, est battue par l'est et le mistral, et Palerme est inclinée vers le nord comme Alger.

En prescrivant le séjour de la Sicile aux malades affectés de phthisie, Galien ne comptait pas sur l'air salin, mais bien sur l'atmosphère sulfurée de l'Etna.

Mieux vaut encore la position exceptionnelle d'*Ajaccio.* Un soleil africain éclaire tous les jours une plage magnifique en pente douce vers la mer. On croit sans peine que la phthisie est peu commune en Corse ; on y vit facilement et quelques heures de traversée la séparent de nos côtes.

En somme et sauf de rares exceptions, le phthisique ne gagne rien à quitter le continent, encore moins s'il est Français ; nous préférons aux voyages lointains, le confort et le repos de la mère-patrie et s'il se peut dans la famille. Ne contrariez point le malade aventureux, qui voit toujours le soulagement loin des lieux qu'il habite, et s'il passe la mer, il attendra la guérison dans la station qu'il a choisie : c'est le moyen de prévenir le catarrhe final qui l'attend au retour. Il est bien difficile d'aborder le rivage de France en venant des pays chauds sans contracter une bronchite qui dure plus longtemps en allant vers le nord. Que de malades sont ainsi frappés à l'issue d'une campagne qui leur donnait les plus belles espérances !

Venise. Des malades que j'ai suivis; s'étonnaient d'avoir été dirigés sur Venise; il y fait en hiver un temps humide et froid. Le thermomètre y descend assez bas, 10 à 12°, toutes les fois qu'il sent les rafales glacées du golfe Adriatique. Si vers le 46° de latitude nord, on jetait un coup d'œil sur la carte d'Italie, si par expérience, on connaissait le voisinage des lagunes, on saurait ce que la reine des eaux, si belle pendant l'été, pourrait être en janvier. Une jeune fille du Nord envoyée dans ce pays pour prendre les bains de mer (la mer est à deux lieues), et faire chaque jour une promenade en gondole, subissait la prescription avec 10° de froid.

Naples. Partisan de Naples quand même, Dupuytren s'écriait en parcourant la baie : Combien de malheureux j'ai envoyés mourir ici ! On ne voit plus guère à Naples que des curieux, et c'est à tort, car s'il est vrai que son climat d'hiver est le plus mobile de l'Italie, rien ne peut égaler la douceur de son printemps, et c'est l'époque où la température est partout inégale.

Nous conseillons pour intermédiaire un des jolis villages du lac Léman; Vevey, Clarans, Montreux qui réunit une société plus nombreuse en automne. Montreux est situé au fond du lac où la brise vient expirer, où le soleil couchant entretient si longtemps la chaleur, que nous y avons rencontré des végétaux absolument étrangers à la Flore des montagnes. Il existe une incroyable différence entre Genève et les stations de la côte suisse qui toutes sont au midi et couvertes de vignobles. Elles sont fréquentées par les Allemands qui vont subir la cure de raisin, et chaque année quelques tuberculeux qui y vont passer la mauvaise saison.

Il est peu de stations d'hiver sur la côte d'Espagne, et sans doute c'est l'air salin et le mistral qui font fuir les malades. Cadix est la plus jolie, la plus coquette habitation du monde civilisé, mais elle est située sur la presqu'île de Léon; le vent y règne en toute saison, et l'air y est si vif, si pénétrant, qu'il a dicté le proverbe espagnol : *El aire de Cadiz es tan sutil que mata a un hombre y no apaga un candil*. Cadix est un de ces points où la phthisie est peu commune, parce que les maladies de poitrine y ont rarement le temps d'être chroniques.

Les habitants de *Malaga* résument en trois mots les inconvénients de son séjour : poussière, pluie ou vent.

Nous voyons chaque année des familles que l'ennui éloigne d'*Amélie* et du *Vernet;* il ne vient pas à la pensée de trouver la chaleur au pied du Canigou, car les mêmes circonstances qui donnent la fraîcheur pendant l'été, font en hiver baisser le thermomètre. Il semble donc que la faveur appelée sur ce point est un jeu de la fortune, un résultat du patronage, et nous trouvons ici un nom qui justifie ce que j'avance à propos des médecins. Tandis que Nice est à 43° de latitude nord, Amélie et le Vernet sont par 42, mais aussi à 300 et 600 mètres au-dessus de la mer, ce qui change beaucoup les conditions. Il y fait froid, et la belle saison amène peu de monde, excepté des Espagnols qui ne contribuent pas à la réputation d'une exquise propreté.

L'hôpital militaire est un somptueux bâtiment, disposé sur un point culminant, chauffé par un beau soleil : pour attirer la clientèle que comporte Amélie, il faudrait imiter l'exemple du gouvernement, et bâtir sur les hauteurs, à l'olivette de monsieur Bessières. Les établissements actuels ont vieilli dans l'enfance de l'art ; tous les deux, surtout celui de gauche, sont au fond d'un entonnoir, dans une gorge étroite, qui court du nord au sud, en sorte que le soleil y paraît seulement de 11 heures à 2 : il arrive que le vent ou la neige qui tombe quelquefois sur la montagne, excitent tout à coup un froid piquant. Le malade qui peut sortir va chercher le soleil dans le village ou sur la route, mais tous ceux qui sont retenus dans leurs chambres, en sont privés le plus souvent. On peut ordinairement se promener pendant trois heures chaque jour.

Les salles sont munies d'appareils calorifères qui permettent de suivre un traitement sulfureux et thermal, impossible en hiver partout ailleurs. L'aspiration chaude a lieu dans une salle haute, immense piscine des Romains, qui fait partie de la maison Bessières. La vapeur sulfureuse à 58 et 60° arrive dans cette chambre et dans les cabinets de bains en marbre, que l'on a disposés tout autour.

Cette chaleur factice et l'atmosphère sulfurée ne remplacent jamais l'air pur de la campagne ; au reste il ne faut pas compter sur la sulfuration pendant l'hiver, les médecins savent trop bien que le froid en contrarie les effets, aussi la borne-t-on à quelques jours, quand il s'agit d'une pulmonie grave. L'automne est la saison thermale d'Amélie.

Il résulte des observations recueillies l'année passée, que la température est descendue à huit heures du matin, huit fois à 1°, dix-huit fois à 0°, six fois à 2, 3, 4° au-dessous de 0; 2° que le thermomètre n'est pas toujours d'accord avec l'impression que l'on éprouve; il est des jours où il est bas, tandis qu'on se croirait au milieu de l'été, d'autres fois on se plaint du froid quand il est assez haut : cela dépend comme partout de la ventilation.

Le climat d'Amélie est plus chaud qu'on ne pourrait le croire en face de sommets neigeux : il est des malades qui en ont un souvenir plein de reconnaissance, et qui vont y passer plusieurs hivers.

On conseille ces stations aux femmes qui sont plus habituées à la vie sédentaire, aux malades affaiblis qui ne peuvent supporter le mouvement et l'exercice; elles seraient moins profitables pour ceux qui vivent à l'air.

Pau. La jolie ville de Pau si bien dotée pour la belle saison, comme les sites élevés, diffère essentiellement du littoral, et ne doit pas compter dans les stations d'hiver : c'est à peu près le climat de Venise avec moins de commotions, parce qu'elle est défendue par des barrières naturelles. Telles sont les circonstances qui déterminent la placidité relative, mais aussi l'humidité de l'atmosphère. Dans cette région, la neige apparaît en octobre et sa chute est marquée par un froid subit qui se fait sentir jusque dans les maisons. Traversez les monts, et vous aurez, au sud, le climat de l'Espagne.

Comme tout le revers septentrional des Pyrénées, Pau est humide et froid, nuageux dépressif, *damp rainy and chilly.* (CLARCK.) Le beau temps y est aussi peu durable que le mauvais, *fair weather being as short-lived as the bad.* L'air y est imprégné de vapeur et rarement agité, mais les sommets qui arrêtent la brise, amènent trop souvent une pluie glaciale et des froids qu'un malade affaibli ne supporterait pas. On est surpris de voir ces mots dans le livre de Clarck : « Le climat de Pau ressemble à celui de la côte « sud-ouest de l'Angleterre, il n'est que 5° Fahrenheit plus « chaud que Londres et 6° plus froid que Nice. » Il établit que les jours de pluie sont au nombre de 178, à Londres, 119 à Pau, 67 dans la Provence.

Le vent d'ouest arrivant de l'Atlantique est pluvieux; avec le nord et le nord-est, le temps est sec et froid, il est clair et doux avec l'ouest, doux et lourd avec le sud et le sud-ouest; la brise nord est faible et rare, celle de l'est est agréable, quand il ne pleut pas.

L'air est doux en octobre et novembre à l'exception des jours de pluie. Décembre et janvier sont secs et froids, on a souvent de la neige ou de la pluie, mais la neige est peu stable sur le sol. La pluie est désagréable et froide au mois de février; le printemps est inégalement humide et sec, ce qui rend moins pénible à supporter le passage des deux saisons.

Taylor dit que les premiers effets de ce climat sont d'affaiblir « l'énergie des nerfs et de la circulation, et de con-« gestionner le système nerveux; il accuse la langueur, la « répugnance à l'exercice, un sentiment de plénitude à la « tête, à la poitrine. *Relaxing climate and tonic is never ac-« quired here.* »

Ces qualités le rendent favorable aux sujets bilieux, irritables, sanguins ou menacés de congestions; il convient moins à l'asthmatique, aux personnes qui ont besoin d'un séjour peu élevé au-dessus de la mer; on sait qu'il nuit aux lymphatiques, aux enfants scrofuleux qu'un milieu relâchant disposerait à la phthisie. Le docteur Foville qui reconnaît à Pau les avantages d'un air calme, estime qu'il est trop froid pour les poitrines délicates. Il y a donc à établir une sérieuse distinction pour les malades.

L'hiver de Pau, trop rigoureux pour les méridionaux, suffit à nos voisins qui affluent dans cette ville admirablement servie par sa position, le génie de ses habitants, peut-être aussi par le voisinage des Eaux-Bonnes.

Montpellier. En consultant nos souvenirs, nous parlerons de Montpellier à peu près dans le même sens. L'empressement à rallier le centre médical est pleinement justifié, mais en suivant les conseils de la Faculté, le malade fuira le vent du nord, qui fait de cette ville un séjour dangereux pour les poitrines faibles. Il faut avoir, disait Fournier, des poitrines bien fortes et bien constitués, pour résister à l'impression des vents du nord.

Nice. Nice, vantée non sans raison par les journaux illustrées de la mode, a pour nous les séductions d'une ville italienne et du monde bruyant ; elle plaît aux tuberculeux qui vivent d'illusions et rêvent les plaisirs, mais la ville est populeuse, éloignée de la campagne et voisine des Alpes : c'est pourquoi la température s'abaisse toutes les fois que la neige est tombée. Elle est ouverte aux vents d'ouest qui soufflent quelquefois avec la force de l'ouragan comme en 1856 et 1859. Elle doit aux brouillards, aux coupées de ses torrents et surtout du Paglion, l'inconstance de son climat qui varie tous les jours suivant l'heure et les quartiers ; elle présente ainsi les mêmes conditions qui éloignent de Gênes. La mer la baigne, et ce n'est pas une circonstance à négliger : en effet si l'atmosphère maritime est salutaire aux sujets débilités, l'air âpre et froid du littoral est funeste aux tuberculeux. On pourrait en juger par l'aridité de la plage et les dépôts salins qui détruisent la végétation. Ce n'est pas sans raison que les phthisiques du pays s'éloignent pendant l'hiver, et que les médecins évitant les beaux quartiers situés sur la plage, conseillent à leurs clients les points mieux abrités comme Carabacel.

La ville de Nice est le séjour du convalescent qui poursuit la distraction et ne redoute point les commotions de l'atmosphère. Il convient de préférence aux constitutions lymphatiques, molles, déprimées par le manque d'air, de sang et d'alimentation. Suivant les médecins anglais il est absolument contraire dans la phthisie accompagnée d'irritation bronchique ou laryngée. Le professeur Foderé, après avoir vécu six ans à Nice, établit qu'elle est « défavorable à

« la grande majorité des phthisiques. La position de la ville « ainsi que la constitution variable des saisons, dit Fournier, sont des causes qui fréquemment développent la « phthisie. Boyeldieu écrivait à Chomel que la température « d'Hyères, observée scrupuleusement et comparée jour « par jour avec celle de Nice qu'il recevait d'un confrère « malade, était évidemment plus douce, et que d'ailleurs « le vent d'est était fréquent et incommode à Nice. »

On a dit que le climat de Nice est un critérium des affections de la poitrine : un malade qui a pu le supporter devrait être rassuré contre le tubercule... Il y a deux erreurs dans cette proposition : Nice n'est pas sensiblement moins chaude que le reste du littoral en exceptant Menton ; elle est seulement plus exposée aux commotions de l'atmosphère.

Menton. Menton est une serre chaude abritée contre le nord, ouverte au sud-est et au sud-ouest, resserrée dans un étroit vallon formé par deux talus couverts de citronniers et d'orangers, arrosée par un courant d'eau. Malgré l'ennui et l'isolement que le malade accuse, c'est le site que nous conseillons aux personnes qui rechercheraient l'atmosphère maritime.

Sanremo. A 10 milles de Menton, Sanremo est beaucoup plus ouvert aux brises d'est, et 5 milles plus loin, se trouve Bordighera signalé de fort loin par ses palmiers, les plus beaux, les plus nombreux, du littoral européen.

Florence. Florence est dans un fond humide et froid que traverse l'Arno, entouré de très-près par les monts Apennins, dont les sommets sont couronnés de neige. Les courants d'air de la vallée l'enveloppent trop souvent de brouillards, l'exposent à des changements subits, à des vents frais; les hivers y sont aussi froids que les étés sont chauds.

Pise. Pise est à 5 milles de la mer et sur les rives de l'Arno. Son hiver est toujours pluvieux et plus froid que celui de Rome. C'est le séjour que l'on doit préférer pour les constitutions réclamant un air tiède, et les maisons établies sur le croissant de la rivière qui regarde le midi, sont les mieux abritées.

Rome. Clarck recommande Rome, à cause des distractions et des promenades que l'on fait à cheval; mais il infirme son avis en avertissant qu'on s'y enrhume très-souvent, parce que la ville est élevée sur un plateau plus ventilé, plus froid, que le littoral. Il dit que Rome est d'un degré plus chaude que Nice et Toulon, que le temps y est moins changeant qu'à Pise et à Madère, et plus égal qu'à Naples et à Pau. Dans son livre, qui semble fait à l'intention de Rome, on se heurte à des confusions, à des rapprochements inattendus qu'il modifie sur plusieurs points. La tramontane de Rome, est un vent sec, aigre, piquant; aussi la pneumonie est très-fréquente, et les inflammations aiguës ont une grande part à la mortalité. Il est certain que peu de malades consentiraient à s'éloigner de Rome, s'ils trouvaient la santé au milieu des souvenirs de la ville éternelle.

Cannes. On place à tort au même rang deux stations rapprochées sous le même ciel, mais dans un site différent. Avec une riche exposition et le reflet des Alpes, Cannes subit les inconvénients que déjà nous avons signalés ; elle reçoit le vent de la pluie, comme Nice le mistral à l'autre bout du golfe. Son climat n'est pas excitant au même degré, mais la vivacité de l'air marin peut aggraver les maladies qui conservent de l'acuïté, le catarrhe accompagné d'irritation, de fièvre ou de fluxion. Il reste à Cannes une large part des pulmonies : celles qui ne craignent pas l'atmosphère maritime; et le Cannet qui est mieux abrité, plus éloigné du littoral, doit être préféré. Cannes est bâtie pour les Anglais, elle est bâtie avec intelligence et prendrait, au point de vue qui nous occupe, une importance de premier ordre, si ses villas disséminées étaient moins exposées au sud-est et au nord-est. C'est l'opinion que rapporte un praticien dont l'autorité ne saurait être contestée.

Hyères. Hyères qu'il ne faut pas confondre avec les îles de ce nom, les îles d'or qui sont à trois lieues du continent, ἱερὰ, Olbia, l'heureuse, la plus ancienne station d'hiver, la première étape et le plus beau ciel de l'Italie, est le type des régions tempérées. Située dans la région la plus méridionale de la Provence où la neige est un rare phénomène, elle occupe un de ces sites que les anciens, plus soucieux que nous de l'aération, choisissaient avec tant de bonheur, et qui lui a valu le nom d'Olbie.

Ce qui frappe le plus dans ce climat, c'est qu'il a toujours été préservé d'épidémies, que jamais le choléra n'a pu s'y implanter, dans les années les plus désastreuses pour Toulon; 2° que les angines sont rares en hiver, tandis qu'elles sont communes et fort graves dans les contrées humides, froides, élevées, où l'atmosphère est plus mobile; 3° que le croup évidemment soumis aux influences sidérales n'y a jamais paru. Il est rare dans les climats assez chauds pour que les transitions ne soient pas brusques; il est d'autant plus à redouter que le froid est subit et que l'air est chargé de brouillards, au point qu'il est épidémique dans les hivers trop longs, et les printemps humides.

Jusqu'ici rien n'était fait pour sa prospérité, peut-être parce que nulle part le ciel n'est aussi beau, la mer plus bleue, le paysage plus riche, et les bois plus fleuris. Il serait difficile aujourd'hui d'énumérer les changements que l'on doit aux dernières administrations: places, jardins, promenades, boulevards, alignement et propreté des rues, fontaines, irrigation, approvisionnements, moyens de communication, chemin de fer et télégraphe; il n'est pas un détail qui ne soit ménagé pour l'avenir et le confort.

Assise aux pieds du château qui jadis la protégeait contre les invasions des Sarrasins, Hyères s'étale au soleil du midi sur une pente inclinée vers la mer, et très-bien ventilée; aussi l'humidité ne peut pas s'y former et les brouillards en sont repoussés par tous les temps.

De l'ouest au nord-est, la ville est entourée par une suite de coteaux, dont les sommets peu élevés ne sont jamais blanchis. Monsieur le comte de Beauregard, dont la perte récente est un deuil général, a noté que sur trente hivers, de 1810 à 1840, le thermomètre n'est tombé que dix-huit fois au-dessous de 0, et depuis 1856, je ne l'ai jamais vu plus bas que 2° au-dessus de 0, vers huit heures du matin et au nord. L'hiver dernier, qui marquera dans les annales climatériques, a prouvé que parmi les stations hivernales, ce point est sans comparaison le plus chaud et le mieux protégé des phénomènes sidéraux. Nous avons eu, le 15 décembre, 0 à huit heures du matin; le 16 et 17, 1° au-dessous de 0; le 21, 0; le 21 février, 1° au-dessus de 0; le 11 mars, 0. Le thermomètre indiquait alors 25° de froid en Picardie, 24 à Paris et à Lyon, 21 à Saint-Étienne, 10 à Marseille, 8 à Montpellier, 6 à Pau, 4 à Cannes et à Nice. A cette époque et en raison de sa position géographique, Hyères seule échappait à la neige qui gelait sur tout le sol de l'Italie, jusqu'à Menton où elle tombait encore le 15 avril. Cependant il a gelé bien des fois pendant la nuit; la brise s'est montrée plus incommode et plus fréquente, mais seulement quand l'atmosphère était violemment agitée dans les lieux mêmes où les commotions se montrent rarement, comme à Paris, en Angleterre, à Madère et jusque sous l'équateur.

Les changements observés en tous lieux dans les saisons portent ici sur les courants atmosphériques. Depuis dix ou quinze ans, le mistral devient rare et n'atteint point la violence qu'il déploie dans la Provence et sur le littoral. D'octobre à la fin de mars, il a soufflé :

En 1856-57... 13 fois dont 3 assez fort.

En 1857-58... 11 fois assez faible et pas du tout en novembre et décembre.

En 1858-59... 8 fois.

En 1859-60... 12 fois jusqu'au 15 mars ; 2 fois il a été

violent à l'époque des ouragans qui ravageaient l'Europe entière.

Tous les marins savent que la durée du mistral est de trois jours; il semble perdre ce caractère, et règne quelquefois plus longtemps mais sans agiter l'air : on sait aussi que le temps du mistral est parfaitement clair, en sorte que le malade qui ne peut pas sortir jouit encore d'un ciel pur et d'un soleil très-chaud.

Le mistral souffle à Hyères plus rarement que dans la vallée du Rhône, attendu qu'il est arrêté par les montagnes de Marseille et de Toulon. D'autre part, le vent d'est qui est celui de la mer et de la pluie est moins fort que sur le littoral; toutefois l'atmosphère irréprochable en automne et au commencement de l'hiver est quelquefois troublée par les brises du printemps, mais alors la chaleur atteint déjà 15 ou 20°, à huit heures du matin. Notons que l'immobilité de l'air est nuisible aux fonctions de la peau, tandis qu'un air agité modérément dispose mieux à la transpiration.

Les vents qui règnent ordinairement sont ceux de l'ouest, habituellement servis par un temps sec et beau.

Il est à peine utile de mentionner le sud et le sud-ouest qui sont rares pendant l'hiver, et n'ont rien de particulier.

Le sud-est est gris, l'est amène la pluie...

Le nord est rare et passe au-dessus des coteaux qui dominent la ville. Quelquefois avec le nord-est, le ciel est uniformément gris, il donne une pluie fine semblable à la neige fondue, et c'est alors qu'elle est tombée sur les derniers renforts des Alpes. Telle était la pluie de janvier 1857, au moment où la neige couvrait une partie de l'Italie, Rome, Pise, Florence, Naples, Nice, Tunis, Philippeville, Constantinople, etc.

Le vent froid est celui du nord-est qui traverse les Alpes : on ne le sent guère que le matin; il annonce les beaux jours et s'éteint quand le soleil est au-dessus de l'horizon.

Il semble aux catarrheux qu'il y a beaucoup de vent lorsqu'ils sont dans la plaine ; mais en hiver la moindre brise est importune, et les malades qui s'en plaignent ne pensent pas qu'ils sont toujours à l'air, et que chez eux ils seraient confinés dans leur chambre ou au lit. Ajoutons que le vent n'est jamais froid, parce qu'il ne traverse pas de montagnes élevées.

La chaleur serait quelquefois intolérable, sans la brise du jour qui par les plus beaux temps est régulière aussi bien qu'en été ; elle tombe le soir, en sorte que le thermomètre est quelquefois à 25° au milieu de la nuit. Nous l'avons vu plus d'une fois à 50 et 52° en plein midi. On comprend que peu de malades sont capables de supporter le soleil sans abri ; il en est qui s'enrhument, qui ont des coryzas, des céphalées, quand ils passent rapidement de la chaleur à l'ombre, ou de l'ombre au soleil ; on peut avoir sans inconvénient le bénéfice de la saison, en sortant quand le soleil a échauffé le sol, en rentrant avant son coucher.

Il pleut à Hyères moins souvent qu'en aucun lieu de l'Italie ou de l'Afrique, et la pluie n'est jamais froide attendu qu'elle vient de l'est ; cependant, comme on le voit dans les régions plus chaudes, la masse d'eau qui tombe sur le sol est plus grande, en réalité, que dans les stations d'Europe où les jours de pluie sont les plus nombreux, et c'est sous l'équateur que la pluie tombe en plus grande quantité, j'en ai vu tomber plus de quatre mètres à Cayenne : c'est environ huit fois ce qu'on reçoit à Brest. Les pluies d'Hyères ont lieu vers le mois d'octobre, elles sont courtes, abondantes, et rarement elles empêchent la promenade pendant tout un jour.

L'humidité ne pouvant pas se condenser sur un terrain déclive, il n'en existe pas même quand il pleut, et le sol est toujours sec, les métaux s'oxydent fort peu, on n'aperçoit jamais dans les maisons, les traces de moisissure que l'on trouve à Venise, et sur le littoral, et dans toutes les localités resserrées par les hauteurs. Après une série de beaux jours, on sent le besoin de la pluie, et quelquefois il devient nécessaire de dégager un peu de vapeur d'eau dans la chambre des malades, pour ajouter à l'air le degré d'humidité qui lui manque avec l'ouest. Cette absence d'humidité qui frappe tout d'abord est favorable à la préparation du sel, aussi n'est-il pas un seul point sur la côte où l'eau de mer puisse donner à l'évaporation la beauté des cristaux qu'on obtient dans nos salines.

Ce qui distingue ce climat, ce qui lui appartient exclusivement, c'est que l'air est à la fois pur, sec et chaud, *dry and bracing* (Clarck), parce qu'il ne subit pas l'influence maritime; ce qui fait qu'à température égale, il est plus supportable et paraît moins froid que l'air humide. On ne peut pas se figurer, sans l'avoir éprouvé, la différence qui existe à cet égard entre la ville et le littoral. Les malades sont attirés par le prestige et les scènes de la mer, les promenades en bateau, les escadres d'évolution qui sillonnent la rade; les moyens de transport ne peuvent plus suffire à la curiosité quand on annonce une manœuvre; mais il ne faut permettre ces excursions que par les plus beaux jours, et encore on rencontre ordinairement sur les bords de la mer la plus calme, un air humide et vif qui contraste avec celui que l'on respire à Hyères. Des malades sont obligés de chercher un abri, aussitôt qu'ils ont mis pied à terre, et cette épreuve leur suffit.

Toutes les conditions du climat tempéré ne se retrouvent pas aux environs où l'oranger ne réussit pas aussi bien, il faut en excepter Costebelle et Saint-Pierre-des-Horts, qui sont encore mieux défendus contre les vents du nord. En effet, bien que le soleil y reste moins longtemps sur l'horizon, la température y est d'un degré plus élevée, la végétation y semble plus hâtée; aussi d'après le docteur Barth, Costebelle est à l'égard d'Hyères ce que Hyères serait à la Provence. Dans l'enceinte même de la ville, il y a des abris plus complets, sur la ligne de constructions qui la borne au midi. La partie occidentale, plus ouverte au mistral, souffre moins du vent d'est, elle a de plus l'avantage de garder le soleil plus longtemps. Ce quartier si élégant et si bien disposé convient particulièrement aux sujets lymphatiques, à ceux qui doivent rechercher l'impression d'un air vif ; il est en général préféré par les habitants du nord, en sorte que chaque faubourg a des indications qu'il importe d'apprécier pour le choix des logements.

Le mouvement de la population, toujours d'accord avec le sens pratique, s'est porté vers le Bon Puits, où de belles constructions s'élèvent sur le coteau qui porte encore le nom de Paradis. Ce quartier, appelé à devenir le centre de la ville, est le plus chaud et le mieux abrité.

Daualde, après avoir étudié les stations d'hiver, établit que le climat le moins variable et le plus uniformément chaud est celui d'Hyères. Les voyageurs qui ont pu séjourner sur les deux bords de la Méditerranée considèrent cette localité comme la mieux appropriée au traitement des maladies chroniques. *The most fitted to the invalids.*

On ne trouve pas ailleurs les mêmes bénéfices, parce que l'air marin les atténue dans les stations du littoral : nulle part, on ne voit autant de guérisons inespérées ; la phthisie est prévenue chez des enfants chétifs, condamnés par l'hérédité ou portant les attributs de la fatale diathèse ; elle s'arrête assez souvent lorsque l'évolution est déclarée ; des cavernes constatées se ferment peu à peu, à mesure qu'on obtient une amélioration de l'état général, et bon nombre de personnes, des asthmatiques surtout, qui s'enrhument chaque année, en Italie et sur les côtes maritimes, ont passé leur hiver sans rechute. C'est à Hyères que l'on envoie les maladies les plus sérieuses, mais il faut avouer que toutes les distinctions proposées pour servir de guide sont en contradiction, parce qu'elles n'ont aucune base.

« L'air d'Hyères, si on en croit le docteur Carrière, est le « plus sec de tous les points de la Méditerranée ; les vents

« y sont moins excitants et moins âpres qu'à Nice, la pluie « moins froide et moins fréquente, aussi les poitrines déli- « cates y sont moins impressionnées.

S'il est vrai que l'air humide est une cause de phthisie, la sécheresse et la pureté de l'air sont avec le maximum de la pression barométrique, les éléments essentiels du milieu que le malade doit respirer. A cet égard, la ville d'Hyères ne laisse rien à désirer. Son séjour ne convient pas seulement aux pulmonies, mais encore aux affections qui réclament le repos, la chaleur et la réparation. Il aide au traitement des maladies chroniques de l'estomac, du cœur, de l'utérus, du lymphatisme, des névralgies qui sont le lot des grandes villes où règnent en hiver le froid humide et les brouillards; aussi la plupart des arrivants, les femmes surtout et les enfants, sentent l'air pénétrer dans la poitrine et l'appétit se réveiller; c'est le contraire à Pise, à Madère, en Égypte.

Au milieu du climat sec et brûlant de la Provence, dit Clarck (*dry and parching*), la petite ville d'Hyères fait exception, elle offre des expositions où le malade peut chaque jour trouver un abri sûr (1).

« Parmi les lieux, dit Bayle, qui réunissent à la chaleur « douce et sèche, l'inappréciable avantage d'échapper aux « vicissitudes brusques de l'atmosphère, il en est un qui « égale tous les autres par ses effets bienfaisants et que nous « devons préférer : c'est la ville d'Hyères ; heureuse cité à « qui la Providence, alors qu'elle est si sévère pour d'au- « tres, a voulu tout accorder : température chaude, calme « et douce, air pur, sec, embaumé par des orangers que la « terre produit comme ailleurs les sapins et les chênes; vé- « gétation exubérante et verdure perpétuelle ; tel est le pay-

(1) *The little town of Hyeres, agreably situated on the sowthern declivity of an hill, is the least exceptionnable residence in Provence... There are some spot sheltered from the mistral, where the invalids might enjoy several hours into open air almost every day.*

« sage délicieux rappelant les plus belles descriptions que « les poëtes nous ont laissées de la Grèce et de l'Italie. »

Le docteur Barth exprime ainsi son opinion : « Si on veut « observer que la ville est assez éloignée des Alpes Mari- « times, pour ne pas éprouver l'influence des neiges; si on « considère son exposition au sud et sa situation sur les « flancs d'une colline dont les rochers réfléchissent les « rayons du soleil; sa disposition en amphithéâtre, qui « facilite l'accès de la chaleur et empêche l'humidité; si on « remarque enfin qu'indépendamment de l'abri que lui « fournit la montagne dont elle occupe la pente, elle est « garantie des vents du nord, par une enceinte de collines, « qui l'environnent depuis l'est jusqu'à l'occident, on peut « se figurer la beauté d'un pareil séjour.

« Ce climat peut avoir une heureuse influence sur un « grand nombre de maladies : toutes celles que le froid con- « tribue à faire naître, ou entretient, et en particulier dans « celles de l'appareil respiratoire, et je place en première « ligne le catarrhe bronchique et rebelle qui dans les pays « du nord s'accroît pendant l'hiver, et de recrudescence en « recrudescence, devient interminable. Un air doux et pur, « une chaleur tempérée, sont les circonstances extérieures « les plus capables de faciliter la guérison. Les mêmes con- « ditions, aidées par un exercice proportionné aux forces « du sujet, ne seront pas moins efficaces dans la pleurésie « chronique dont la résolution est difficile. J'ai vu des ma- « lades amenés à Hyères dans un état de souffrance et de « faiblesse extrêmes, éprouver en peu de jours une amé- « lioration notable et suivie d'un rétablissement plus ou « moins complet.

« Hyères n'est pas une cité populeuse, bruyante et ani- « mée, mais une ville paisible dont le climat vaut mieux « que celui de Nice. Laissons aller à Nice les malades qui « s'ennuient, Hyères sera préférée par ceux qui savent met- « tre leur santé au-dessus des plaisirs. »

Avec un hiver aussi doux, on croirait que la température est excessive dans l'été ; il n'en est rien, car la brise de la mer, qui tous les jours se lève à l'est et tombe vers le soir, modère la chaleur et la rend plus facile à supporter que dans les terres. Nous avons constaté que pendant les jours chauds le thermomètre s'élève à Lyon sensiblement plus haut que sur le littoral. Il n'est pas rare que des convalescents habitent Hyères dans l'été, les bains de mer en attirent tous les ans un plus grand nombre, et c'est encore les villas de Costebelle et Saint-Pierre-des-Horts qu'ils doivent préférer ; il n'est pas dans la plaine ou sur la plage un site plus heureux.

Contre-indications. — Les tempéraments irritables, sanguins ou sujets aux congestions actives, ne supportent pas bien l'air pur et tonique d'Hyères ; il leur faut une sorte d'acclimatement. Nous avons vu, durant les premiers jours et plutôt chez les femmes, des migraines, des céphalalgies occasionnées par une brusque transition ; c'est l'effet qu'on observe partout dans le Midi. Une personne qui crache le sang se trouverait quelquefois plus à l'aise sous un ciel humide et relâchant, mais ce ciel ne guérit pas ; au contraire, il affaiblit. D'ailleurs, la plupart des phthisiques sont lymphatiques, strumeux, pâles, cachectiques ; c'est le plus petit nombre qui se plaint de congestions actives, et ceux-là sont infiniment plus faciles à guérir.

Des asthmatiques se trouvent bien à Hyères, et j'en ai vu qui ne pouvaient impunément approcher du littoral.

FIN.

TABLE DES MATIÈRES

FIN DE LA TABLE.

CORBEIL, typ. et stér. de CRÉTÉ.

www.ingramcontent.com/pod-product-compliance
Ingram Content Group UK Ltd.
Pitfield, Milton Keynes, MK11 3LW, UK
UKHW020320250726
13967UKWH00004B/1783